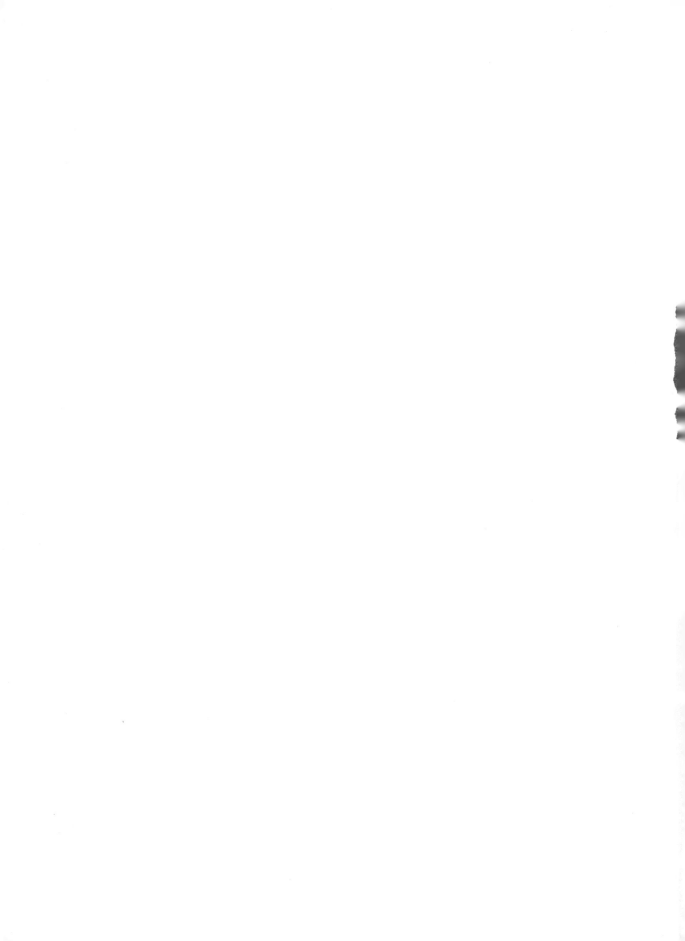

# 臨床データから読み解く 理学療法学

監修 **安保雅博**
東京慈恵会医科大学

編著 **中山恭秀**

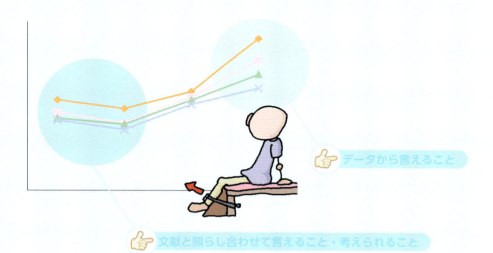

データから言えること

文献と照らし合わせて言えること・考えられること

南江堂

Simple can be harder than complex.

You have to work hard to get your thinking clean to make it simple.

But it's worth it in the end because once you get there,

you can move mountains.

Steve Jobs

〜 In a Business Week interview in 1998 より引用〜

物事をシンプルなものにすることは，複雑なものにするより難しいときがある．

それは，シンプルにするために努力し，考えを明確にしなければならないからである．

しかし，成し遂げることに価値はある．

なぜならば，一度成し遂げれば山をも動かすことにつながるからである．

（本書編著者訳）

# 執筆者一覧

## 監 修

安保　雅博　東京慈恵会医科大学リハビリテーション医学講座　主任教授

## 編 著

中山　恭秀　東京慈恵会医科大学附属病院リハビリテーション科　技師長

## 執筆（執筆順）

樋口　謙次　東京慈恵会医科大学附属柏病院リハビリテーション科　主任
木山　厚　東京慈恵会医科大学附属病院リハビリテーション科　主任
中村　高良　東京慈恵会医科大学葛飾医療センターリハビリテーション科　主任
保木本崇弘　東京慈恵会医科大学附属病院リハビリテーション科
堀　順　東京慈恵会医科大学附属第三病院リハビリテーション科
木下　一雄　東京慈恵会医科大学附属柏病院リハビリテーション科
臼井　友一　東京慈恵会医科大学附属病院リハビリテーション科　係長
青砥　桃子　東京慈恵会医科大学葛飾医療センターリハビリテーション科
桂田　功一　東京慈恵会医科大学附属柏病院リハビリテーション科
岡道　綾　東京慈恵会医科大学附属病院リハビリテーション科
吉田　啓晃　東京慈恵会医科大学附属第三病院リハビリテーション科
平野　和宏　東京慈恵会医科大学葛飾医療センターリハビリテーション科
鈴木　壽彦　東京慈恵会医科大学附属柏病院リハビリテーション科
五十嵐祐介　東京慈恵会医科大学附属病院リハビリテーション科
三小田健洋　東京慈恵会医科大学附属第三病院リハビリテーション科
川井謙太朗　東京慈恵会医科大学附属病院リハビリテーション科
末住野健二　東京慈恵会医科大学附属第三病院リハビリテーション科
藤田　裕子　文京学院大学　助手
井上　優紀　東京慈恵会医科大学附属第三病院リハビリテーション科
中山　恭秀　東京慈恵会医科大学附属病院リハビリテーション科　技師長
高橋　仁　東京慈恵会医科大学附属第三病院リハビリテーション科　技師長
藤田　吾郎　東京慈恵会医科大学附属病院リハビリテーション科
大高　愛子　東京慈恵会医科大学附属病院リハビリテーション科
平山　次彦　東京慈恵会医科大学附属第三病院リハビリテーション科
中村智恵子　東京慈恵会医科大学附属第三病院リハビリテーション科　主任

### 〈執筆協力〉

山田　健治　塩田美智子　大西　咲子　相羽　宏　林　友則　深田　美里　斉藤　夕紀　緒方　雄介
相内駿太朗　高橋　慧朗　平野　健太　野口　真実　寺尾　友佑　大金亜祐美　河合はるか　大沼　雄海
藤井　有沙　佐々木健人　田上　真琴　中島　卓三　伊東　知佳　石川　明菜　田中真紀子　下地　大輔
滝川　麻美　八木沼由佳　川藤　沙文

### 〈Dr's Note 執筆〉（執筆順）

安保　雅博　東京慈恵会医科大学リハビリテーション医学講座　主任教授
大谷　卓也　東京慈恵会医科大学附属第三病院整形外科　教授
斎藤　充　東京慈恵会医科大学整形外科学講座　准教授
水野　敏樹　京都府立医科大学神経内科学講座　教授
牧田　茂　埼玉医科大学国際医療センター心臓リハビリテーション科　教授
角田　亘　国際医療福祉大学医学部リハビリテーション医学講座　教授

## 指 導

佐藤　信一　元東京慈恵会医科大学附属病院リハビリテーション科　技師長
村松　正文　元東京慈恵会医科大学附属柏病院リハビリテーション科　係長

# 発刊に寄せて

　東京慈恵会医科大学リハビリテーション科（リハ科）は1983年に特設診療科として誕生し，5年後の1988年には業績が認められて，講座に昇格した．所属の定員が大幅に増え，その頃に安保雅博先生をはじめ次々に入局者があり，次第に増えていくリハ科所属の医療専門職に中山恭秀先生が加わったのである．医局会では，忙しい診療の中でも質のよい教育と研究をしよう，そして研究への取り組みは小さくても新しいもの，創造性あるものを大切にしようと強調した．また，信頼性の高い臨床研究を目指して，大学の4附属病院で主要疾患の評価・診療・成績などのデータベースを作ろうと何回も繰り返し述べたのをよく覚えている．理由は，症例数が少ないために欧米のリハ関連のジャーナルの中ではわが国の論文が参考文献に取り上げられることが少ない点であった．そして発表や名誉のための研究ではなく，患者さんのための研究であると述べた．

　時を経て，リハ科の第3代主任教授に就任した安保雅博先生の時代になってそれが実現したのである．先生は情熱を傾けて症例ごとのデータベース化を図り，1,000例を越す大規模な研究成果を年ごとに発表し論文化された．現在は，附属病院の他，研究協力する関連病院も加わっている．もちろん，中山恭秀先生，佐藤信一先生をはじめとする真面目で優秀な多くの専門職スタッフが一致団結した成果であり，感無量である．執筆者一覧には，本研究に真摯に協力を惜しまず，本書作成に関わった多数のリハ科スタッフの名が記されている．

　本書では，リハ診療で頻度の高い7疾患を取り上げている．第1章は，疾患の定義に始まり，年齢・性別・在院日数などの基礎データが続き，評価項目とその意義を説明，そして各疾患の膨大な評価結果を統計処理した貴重なデータを，図表を用いてわかりやすく解説している．さらに，年代を追って理学療法関連学会での潮流を示している．次いで，その領域に豊かな臨床経験を持つ著名な先生方が，疾病の医学的知識を論述されている．

　第2章には，用いられている疾患別評価集が示されており，診療に当たってはその表をコピーして使用してもよく，適当に改めても可として，現場で利用する方々の便宜が図られている．

　今日，わが国の社会の需要にこたえて輩出されている理学療法士総数が10万人を超えるまでになった．まさに量より質を問われる時代になったといえよう．積極的にデータに基づいて編纂された本書が，診療能力向上を目指す読者の実践的な書として有効に活用されることを願っている．

　2017年4月

東京慈恵会医科大学　名誉教授
元都立保健科学大学　学長
米本　恭三

# 序　文

　2013 年に『3 日間で行う理学療法臨床評価プランニング』（以下『3 日間』）という書籍を南江堂から出させていただきました．『3 日間』は，臨床で実際患者さんを診療する立場から，臨床評価というものをとらえたものです．学術論文ではなかなか示せなかった視点で，理学療法士が臨床で担当することが多いとされる疾患上位 10 疾患を取り上げ，具体的な評価のプランニングについて 1 日目，2 日目，そして 3 日目と分けて説明させていただきました．この『3 日間』は臨床実習生や臨床に出てなかなか指導者がいない若手の理学療法士に対してのものでした．大規模な勤務地であれば先輩からの経験値を受け継ぐ機会もあるとは思いますが，スタッフが少ない勤務地にお勤めの方々にとって，できるだけ正しく Bottom Up による知識の整理と経験の積み重ねが行えるようにというメッセージを含んでの出版でした．

　本書の企画については『3 日間』を書いている時から担当の方と話しておりました．データに基づいた医療は時代に求められた医療の形でありますが，まとまったデータを揃えることはなかなか難しい状況です．臨床で評価するデータをシンプルにまとめることはなかなか至難の業です．この度，南江堂にお声掛けいただき，このように書籍として形にさせていただいたことを心からうれしく思っております．『3 日間』を企画した丁度その時，当大学附属病院で組織的な臨床評価を行う計画を立てておりました．これは，臨床における暗黙知を臨床家の手で形式知にするひとつの試みです．患者さんの立場で考え，自分はどのあたりにいて，この先どうなるのかということを正確に理解してもらうには，ビッグデータが必要であり，それをできるだけ単純なものにしてわかりやすく伝えるシステムが必要です．年齢や性別，リハビリテーションの依頼に関するデータや社会環境といった基礎データと，筋力や可動域，痛みや日常生活動作といった臨床データに分け，生の理学療法について紹介しています．疾患は附属 4 病院でデータを積み重ねてきた 7 疾患を取り上げております．『3 日間』同様，本書もまた，少ないスタッフで臨床を行っている方々に対して，まとまった患者数によるデータをお伝えしたいというメッセージを込めました．当院で実際に使用している評価セットを第 2 章に載せておりますので，ご一読の上，よいと思う部分がありましたら共有していただければうれしく思います．

2017 年 4 月吉日

東京慈恵会医科大学附属病院

中山　恭秀

# Contents

本書を使用する前に ......................... xi

## 第1章　臨床データから読み解く主要疾患の理学療法 .................................................. 1

### 1.　脳卒中に対する理学療法
樋口謙次，木山　厚，中村高良，保木本崇弘，堀　　順　3

**A** 定義　3 ／**B** 基礎データ　4 ／**C** 採用している評価項目とレビュー　10 ／
**D** 臨床データ　12 ／**E** 理学療法関連学会における潮流　21

### 2.　人工股関節全置換術（THA）後の理学療法
木下一雄，臼井友一，青砥桃子，桂田功一，岡道　綾，吉田啓晃　25

**A** 定義　25 ／**B** 基礎データ　26 ／**C** 採用している評価項目とレビュー　30 ／
**D** 臨床データ　32 ／**E** 理学療法関連学会における潮流　40

### 3.　人工膝関節全置換術（TKA）後の理学療法
平野和宏，鈴木壽彦，五十嵐祐介　45

**A** 定義　45 ／**B** 基礎データ　46 ／**C** 採用している評価項目とレビュー　48 ／
**D** 臨床データ　50 ／**E** 理学療法関連学会における潮流　56

### 4.　大腿骨頚部・転子部骨折に対する理学療法
吉田啓晃，三小田健洋　61

**A** 定義　61 ／**B** 基礎データ　62 ／**C** 採用している評価項目とレビュー　66 ／
**D** 臨床データ　68 ／**E** 理学療法関連学会における潮流　76

### 5.　パーキンソン病に対する理学療法
耒住野健二，藤田裕子，井上優紀，中山恭秀　81

**A** 定義　81 ／**B** 基礎データ　82 ／**C** 採用している評価項目とレビュー　88 ／
**D** 臨床データ　90 ／**E** 理学療法関連学会における潮流　95

### 6.　急性心筋梗塞に対する理学療法
藤田吾郎，大高愛子　99

**A** 定義　99 ／**B** 基礎データ　100 ／**C** 採用している評価項目とレビュー　109 ／
**D** 臨床データ　110 ／**E** 理学療法関連学会における潮流　114

### 7.　廃用症候群に対する理学療法
五十嵐祐介，平山次彦，中村智恵子，中山恭秀　119

**A** 定義　119 ／**B** 基礎データ　120 ／**C** 採用している評価項目とレビュー　126 ／
**D** 臨床データ　128 ／**E** 理学療法関連学会における潮流　134

## 第2章　疾患別評価集 ……… 139

1. 脳卒中 ……………………………………………………… 140
2. 人工股関節全置換術（THA） …………………………… 143
3. 人工膝関節全置換術（TKA） …………………………… 149
4. 大腿骨頚部・転子部骨折 ………………………………… 154
5. パーキンソン病 …………………………………………… 158
6. 急性心筋梗塞 ……………………………………………… 159
7. 廃用症候群 ………………………………………………… 160

### Dr's Note

①麻痺に対する最新の治療法 …………………………… 安保雅博　23
②最新の THA …………………………………………… 大谷卓也　43
③最新の TKA …………………………………………… 斎藤　充　59
④大腿骨頚部骨折受傷と骨粗鬆症の関係 ……………… 斎藤　充　78
⑤パーキンソン病の最新の診断学 ……………………… 水野敏樹　97
⑥最新の心臓リハビリテーション医療 ………………… 牧田　茂　116
⑦廃用症候群の診断 ……………………………………… 角田　亘　136

### Additional Note

①慢性腎臓病の理学療法で重要となるデータ ………… 樋口謙次　9
②スポーツ傷害における理学療法データ ……………… 川井謙太朗　79
③地域包括ケアシステムについて―療法士として考えていくこと―
　………………………………………………………… 高橋　仁　87
④入院関連機能障害と廃用症候群 ……………………… 中山恭秀　125

索　引 ……………………………………………………… 161

# 本書を使用する前に

　理学療法は，今日の医療や福祉には欠かすことのできない重要な役割があるとして，既に認知されています．理学療法は医師の指示のもと，物理的な手段を利用して患者の問題を解決する"治療法"です．保存的治療のひとつとして選択される場合のみでなく，術後の患者，維持目的や緩和ケアの患者など，その役割は広がりをみせています．主に運動学や生理学，解剖学などの知識を基本として健常者の標準と，疾病や障害との差から臨床像を作り，様々な物理的手段（介入方法）の効果や作用，変化などを示してきました．基礎的な知識をもとに，臨床現場における実践を通して見出される現象をしっかり捉え，それは正常から逸脱したものなのか，治療の過程で当然みられる変化なのか，といった状態を正しく理解することが理学療法士の目線であり，鋭く問題をつかみ，特別な関係や繋がりなども見出すことができます．ここで示した基礎的な知識というものこそ，本書のテーマであります．

## 1. 我々世代によるデータ蓄積と臨床的討論の重要性

　先人たちは経験をもとに，最高の保存療法として理学療法を体系化してきました．神経筋促通手技やパワーリハビリテーション，認知運動療法や包括的理学療法といった時代を象徴する潮流も生まれました．物理療法においては多種多様な治療機器を誕生させ，臨床導入に成功しております．
　時代が進むなか，理学療法のみに限らず，行うことに対する根拠というものが求められるようになりました．作用がブラックボックスであったものはその解明が求められ，解明により明確な治療法として示されるものもあれば，逆のものもありました．

| 1 | 臨床問題の定式化 |
| --- | --- |
| 2 | 文献検索（レビュー） |
| 3 | 結果の妥当性検証 |
| 4 | 臨床判断（実際の検証） |
| 5 | 1〜4のフィードバック |

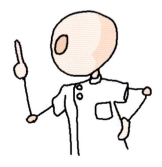

表1　Evidenceとするためのステップ

　根拠はEvidenceと訳されています（**表1**）．2000年頃を境としてこの根拠というものが注目されるようになりました．社会の成熟というか，インターネットに代表される大情報時代の到来により，個々人が治療内容や後遺症などを詳細に知る時代となりました．説明と同意，リスクマネジメント，個人情報の保護や医療倫理と，目まぐるしい変化が起こりました．理学療法も，同じように根拠が求められ，EBPT（Evidence-Based Physical Therapy）として議論されるようになりました．リハビリテーションの根拠とも医学の根拠ともまた異なり，理学療法の作用や効果について明確にすべきであるという意味です．近年でもこの根拠を探る流れは止まることなく，高齢社会による医療費の抑制などともあいまった形で，必要性という目線から，我々理学療法士が行う理学療法の作用や効果を明確にすることが求められます．

## 2. 臨床の暗黙知を形式知 "Science" にする

　Knowledge Management の代表的な理論に，SECI モデルがあります（**図1**）．SECI モデルは，経済学では世界的に有名な概念であり，野中郁次郎氏（一橋大学）と竹内弘高氏（ハーバード大学）が提唱した理論であり，個人の知識，いわゆる暗黙知（Art）を表出化し，組織的共有により形式知（Science）を創造して，再び個人へ還元されるという仕組みを意味しています．これは経済のみならず，様々な領域に適応されるものであり，臨床現場が何より最前線となる理学療法では，参考に値する理論であると思われます．理学療法は，1対1の診療，いわゆる臨床現場における暗黙知が非常に多いため形式知，いわゆる科学として考え根拠を導く必要があります．現場でリアルタイムに起こっている事象を組織的臨床評価により表出化し，分析と検証を経て，臨床導入する．この繰り返しの先に EBPT があります．そのため他の誰でもなく，臨床にいる理学療法士がそのことを重要視し，Art を Science する必要があります．

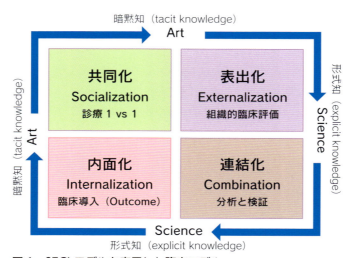

図1　SECI モデルを応用した臨床モデル

　理学療法を介入（インターベンション）と表現する場合は少なくありません．当事者と問題の間に割って入るということで介入といわれます．治療とは，効果が明確にあり期待できる場合をいいますが，介入とは割って入ることを意味し，必ずしも効果があるとは言えません．つまり，介入といわれることが多い理学療法が，現在効果についていくつかの課題を持っており，それゆえ，治療というより介入として時間で価値づけをされているのでしょう．暗黙知から形式知への転換，そのために組織的に臨床評価を行うことが求められており，その分析や検証がとても大切だと感じます．

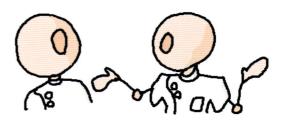

## 3. 慈恵医大理学療法プロジェクト（JPTP）

　理学療法における臨床評価データの蓄積，そしてそのデータに基づいた問題点の把握や治療方法の選択，さらには治療効果の検証などが求められるなか，東京慈恵会医科大学（慈恵医大）では，2007年に附属第三病院で疾患の選定や文献レビューを開始して基本評価の選定に着手し，2009年より附属4病院（本院，葛飾医療センター，第三病院，柏病院）の理学療法士が協力して具体的な評価を検討し，5年間，データに基づく理学療法実践の導入を目標にしてEBPTを意識した取り組みを進めてきました．"慈恵医大理学療法プロジェクト"と名づけ，略称のJPTPとしてリハビリ科内では親しまれ，院内の雑誌での報告や学内・学会での発表も行いました．同じ目線で評価を行うことでみえてくること，隣にいる仲間と議論する機会を増やすこと，自分の評価の精度を客観的にみえるようにすることや，本当にこの評価でよいのかと疑う経験など，もたらした効果は大きかったように思います．附属する複数の施設どうしで同じ評価を考え，その結果を集めて学会などで議論を交わすという活動は決して多くないようです．我々がこの評価を考える活動を臨床研究業務として位置づけ，業務として大学並びに病院で一定の評価を得たことは大きな成果であったように思います．このプロジェクトの最終目標は，理学療法を開始する段階で患者に説明するデータとして用いることにありました．自分の施設の結果をもとに患者さんが置かれている状況を的確に伝え，患者さん自身に意識を持ってもらうことは，効率的に医学的リハビリテーションを進めることにつながると考えております．

　本書では，我々がデータを重ねた脳卒中，変形性関節症（変形性股関節症に対する人工股関節全置換術後と変形性膝関節症に対する人工膝関節全置換術後），大腿骨頸部・転子部骨折，パーキンソン病，急性心筋梗塞，そして廃用症候群の7つを取り上げています．脳卒中と変形性関節症は4病院で，大腿骨頸部・転子部骨折とパーキンソン病，そして廃用症候群は附属第三病院でデータを収集し，急性心筋梗塞は本院で収集したデータをもとにしています．後者の4疾患は，今後4病院での検討ができればと考えている疾患です．いずれも理学療法において対象とする機会の多い重要な疾患であり，EBPTを明確にする上で重要な疾患であると認識しています．

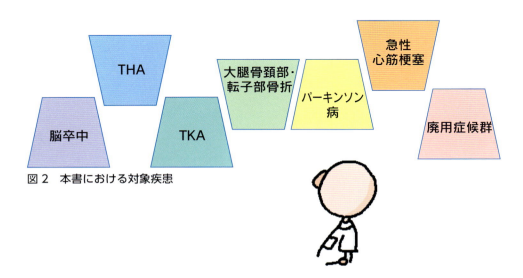

図2　本書における対象疾患

## 4. 本書の使い方

本書をどのように読んでいただくかについて説明します（**図3**）.

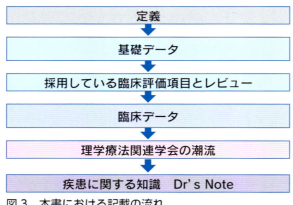

図3　本書における記載の流れ

必ずしも連続症例ではありません．臨床で必然的にデータが抜ける場面は多々あります．それでも，可能な限りの連続症例を意識したデータを使用しています．また，継続してデータをとっていく中で，毎年といってよいほど"マイナーチェンジ"を繰り返してきました．そのため，データ数が少ないものもあります．しかし，これが真の臨床でデータをとる過程であると思います．データ数がサンプルによって違うのはそのためです．その点をどうとらえるかについては，読者にご判断いただければ幸いです．

### 1）"定義"について（図4）

まずはじめに，改めて，疾患の定義を確認しています．わかっているようでいて意外に知らないこともあるでしょう．わかっているつもりでいたけれど，学生時代から特別振り返ってこなかったという方もいらっしゃるように思います．言葉の整理として今一度確認してみてください．定義とは，時代に合わせて改められているものでもあります．例えば廃用症候群のように，症候群という症候を集めて病名としているものもあります．基礎データや臨床データの項に行く前にぜひご確認ください．

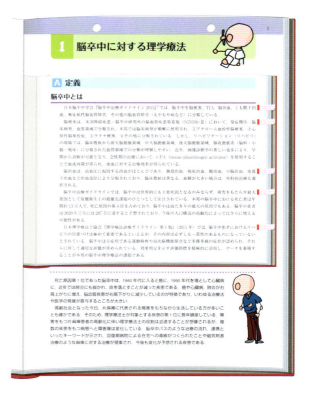

図4　"定義"について

## 2）"基礎データ"について（図5）

　基礎データとは，その疾患で理学療法を受けた患者であるヒトの一般的な情報である年齢や性別といったデータを扱っています．疾患による差はあるのか，年齢の影響が出るのかといった素朴な疑問であり，それでいて基盤となる情報を，各疾患別に"これは"というものを厳選して載せています．

### 👉 データから言えること

　提示したデータからどのようなことが言えるのか，簡単に文字で整理しています．データをみるとわかること，わかりにくいことを意識して特徴的な点や気になることを記載しました．データを示しているグラフや表などと見比べてください．

### 👉 文献と照らし合わせて言えること・考えられること

　データからどのようなことが言えるかをみた後で，ではそのデータや見解を文献と照らし合わせたらどのようなことが言えるのか，どう解釈できるのかについて記載しました．我々のデータをより客観的に示すうえで大切な作業であると考えています．過去の報告と同じこと，違うこと，報告が少ない場合はそのことなども記載しました．

　データについてのQ&Aを載せました．いわゆる素朴な疑問から，データを使う上での注意，他のテストバッテリーとの関係など，臨床家であれば感じる疑問を挙げています．

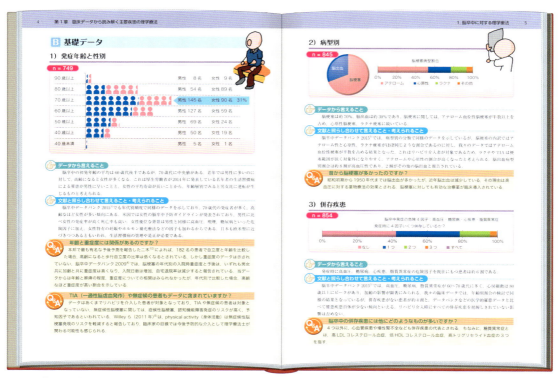

図5　"基礎データ"について

### 3)"採用している評価項目とレビュー"について（図6）

次に，慈恵医大の理学療法士がチームとして各疾患を分析，治療プランを立てる上で使っている検査・測定法や評価指標を簡単に紹介し，解説しています．掲載しているもの以外にも項目はありますので，第2章の評価指標を合わせてご確認ください．本書では，採用した臨床データを取り出すために使った検査・測定法や評価指標の中でも特におすすめなものを2～3個選んでおります．これはあくまで筆者ならびに編集者の好みも入っているかと思いますが，臨床目線で真剣に選んでいますので，経験則からの声としてみていただければ幸いです．

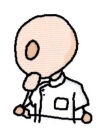

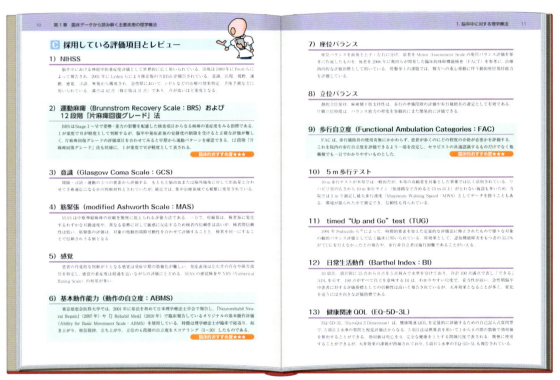

図6　採用している評価項目とレビュー

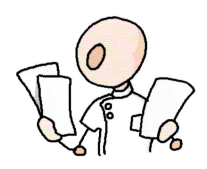

## 4)"臨床データ"について（図7）

　各疾患を分析，治療プランを立て，採用している評価項目から得られる臨床データを，基礎データと同じように厳選して掲載しています．理学療法を行う上で，治療効果や変化を捉える上で客観的な指標になりうると感じるものを選びました．

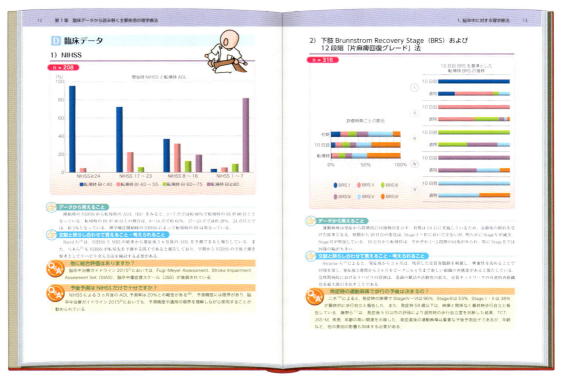

図7　"臨床データ"について

## 5)"理学療法関連学会における潮流"について

　ここでは，理学療法士が発表する代表的な関連学会の報告から言えること，いわゆる時代の"潮流"から理学療法を捉えています．あえて学会での報告とした理由は，暗黙知を最大限吸い上げ，本という舞台で形式知への足掛かりを作りたいからです．データが不揃いであること，症例が少ないこと，連続症例でないこと，といった要因は論文化しにくいものです．一方，論文化する上ではみ出し値を取り除いたり取り込み基準を設定して除外例を作るといった作業もあります．本書では，この論文化されてこなかったものに重きを置きました．多くの臨床からの声が学会の演題で止まってしまうように感じるからです．もちろん，EBPTを考える上で論文化することは大切ですが，理学療法自体もしかしたら数値化しにくいことのようにも感じます．私たちは臨床における潮流を学会演題から感じ，将来の具体的な理学療法の課題をイメージする必要があると思います．

### 6）疾患に関する知識の整理：Dr's Note

　臨床データから潮流を感じ取った後で，どうしても入れたかった項目がこの Dr's Note です．医学的治療や診断の最前線を今一度確認し，私たちが日々臨床で行っている理学療法を改めて問う必要があると感じるからです．本書では各領域で著名な先生方に執筆をお願いしました．

### 7）慈恵医大理学療法プロジェクト（JPTP）で使用した疾患別評価シート

　第2章には，当大学で使用している実際の評価シートを疾患別に掲載しております．数年来，システマティックレビューを通してスタッフが検討を重ね，時には学会発表や論文発表も行い，行き着いた臨床理学療法士が推薦する評価セットとなっています．多くのデータをもとに，日本理学療法学術大会をはじめとして，関東甲信越ブロック理学療法士学会，日本股関節学会，日本心臓リハビリテーション学会，日本基礎理学療法学術集会などで発表しています．評価の検討や開発などに興味を持たれた方は，ぜひご確認いただければと思います．

## 5. 本書のねらい〜臨床研究を通した形式知づくり〜

　本書は SECI モデルでいう連結化までを示しています．内面化の工程は各施設が行うべきことかもしれません．どの理学療法に効果があり，医療技術としての価値があるのか，多くの理学療法士が課題を感じながらも結果を出そうと取り組んでいると思います．先にも述べましたが，EBPT を考える上で臨床家にできる研究活動が確実にあり，そのひとつがデータを集めることだと感じています．"臨床では患者を診るだけでいっぱいになる"という意見もあるかと思いますが，暗黙知を形式知に変える作業は，おそらく今日の日本では臨床理学療法士が握っているのではないかと考えます．しかし，スタッフが少ない施設や疾患に偏りがある施設ではなかなか進まない作業であることも事実です．研究施設に勤める理学療法士は最先端の研究をしているため臨床家がその成果を用いることも推奨されますが，理学療法士が大学病院に勤務する医師のように臨床家と研究家を兼ねているかといえば，決してそうではないこともまた事実です．理学療法とは患者に行う手技を指します．その手技の実践からこそ真値は生まれるはずで，我々臨床家も実践研究者として研究活動に取り組む必要があると感じます．

　ビッグデータをもとに形式知を作り上げる SECI モデルの工程は，我々にだけ求められているわけではありません．例えば，お菓子を製造販売する会社が美味しい商品を作るためにすることを例に考えてみましょう．どうしたら美味しい製品が作れるかスタッフが検討し，市場調査やアンケート調査などのデータを集計・分析して顧客ニーズを把握し，商品開発，そして販売するといった流れになると思います．決してお菓子メーカーのスタッフやお偉いさんが食べたいものだけを作っているわけではありません．目的は，お菓子の売上とは必ずしも合致しませんが，対象者から得られる様々な効果や満足感など，理学療法でも同じととらえることができます．患者という対象者の情報を知ることや，得られた評価結果を分析し，検討と実践を繰り返すといった活動が臨床現場には必要です．

　お菓子メーカーでは営業や製造，分析などの役割を分担して行えますが，我々はそうはいきません．本書は臨床現場におけるデータに当院で実践研究者として活躍する理学療法士の考えを添えて発信したものです．まだまだ精度が高いとはいえないデータもありますが，スタッフが少ない施設にお勤めの方々や経験の浅い方々にとって，貴重な母集団が提供できればと思います．

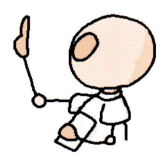

日本は，世界で最も理学療法士が多い国となり，学術面での期待が次第に高まっています．多施設共同のデータ収集や分析・討論は，対障害，対疾患という立場で，理学療法をより成熟させるひとつの手段となることは間違いないでしょう．個々人が担当した患者のデータを集めることでは成しえない大きな成果が期待できます．結果として集められたデータをもとに，臨床家の手で，患者にデータをわかりやすく開示する必要があります．データは理学療法の患者像をより明確にします．年齢や性別，重症度や合併症の有無などにより，目の前の患者がどのような状況にあってどのような経過をたどるかといったことがある程度予想できます．患者自身の努力や意識，そして何よりも，目の前にいる患者のデータからみた位置を示し，最大限どの程度まで向上が見込めるのかといった患者との認識の共有は早い段階で必要であり，それがモティベーション獲得のひとつの材料になると考えます．臨床研究でしか得られないものが，臨床現場には沢山あります．今回のデータの蓄積は，患者さんの協力と慈恵医大の他診療科の協力，そして当科スタッフの熱意と探究心，患者さんに対する思いなどがあってこそできたと考えています．SECIモデルにある暗黙知から形式知を作る表出化は，臨床家が行わなければならないことだと私は感じています．特に患者数が多い地域の中核型規模の施設では，組織的な臨床評価と情報発信がとても大切だと思います．

　診療報酬の改定をみるとわかるように，理学療法の価値は必ずしも上がっているとはいえません．しかし，様々な領域のガイドラインをみると，運動療法をはじめとした理学療法士が業とする業務内容が重要だと説明されるものが多いように感じます．一方で，推奨される運動が必ずしも理学療法士を介したものばかりでないことも事実です．理学療法士による運動療法という治療の価値を高める必要があり，今後さらに，多くの理学療法チームによるビッグデータをもとにした検討が望まれます．疾患や障害に対する運動療法のプロフェッショナルとして，学会などの場で活発に意見交換され価値ある情報発信がなされることを切に願います．ひいては，本書が日本の臨床力をワンステップ持ち上げる力となれば幸いです．

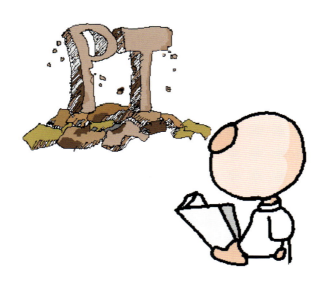

# 第1章

## 臨床データから読み解く主要疾患の理学療法

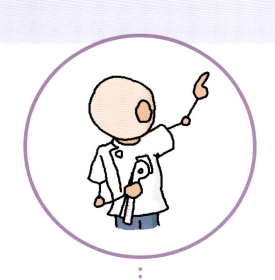

# 1 脳卒中に対する理学療法

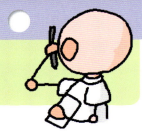

## A 定義

### 脳卒中とは

　日本脳卒中学会『脳卒中治療ガイドライン2015』[2]では，脳卒中を脳梗塞，TIA，脳出血，くも膜下出血，無症候性脳血管障害，その他の脳血管障害（もやもや病など）に分類している．

　脳梗塞は，米国神経疾患・脳卒中研究所の脳血管疾患第Ⅲ版（NINDS-Ⅲ）において，発症機序，臨床病型，血管領域で分類され，本邦では臨床病型が頻繁に使用され，①アテローム血栓性脳梗塞，②心原性脳塞栓症，③ラクナ梗塞，④その他に分類されている．しかし，リハビリテーション（リハビリ）の現場では，臨床徴候から前大脳動脈領域，中大脳動脈領域，後大脳動脈領域，脳底動脈系（脳幹・小脳・視床）に分類された血管領域での分類が理解しやすい．近年，画像診断学の著しい進歩により，早期から診断が可能となり，急性期の治療において，t-PA（tissue-plasminogen activator）を使用することで血流再開が得られ，虚血に対する治療効果が得られている．

　脳出血は，高血圧に起因する出血がほとんどであり，被殻出血，視床出血，橋出血，小脳出血，皮質下出血など出血部位により分類されており，臨床徴候は異なる．血腫が大きい場合は，外科的治療も選択される．

　脳卒中治療ガイドラインでは，脳卒中は世界的にも主要死因となるのみならず，障害をもたらす最大要因として保健衛生上の最優先課題のひとつとして注目されている．本邦の脳卒中における死亡者は年間約13万人で，死亡原因の第4位を占めており，脳卒中は寝たきりの最大の原因でもある．脳卒中患者は2020年ごろには287万に達すると予想されており，今後の人口構造の高齢化によってはさらに増える可能性がある．

　日本理学療法士協会『理学療法診療ガイドライン 第1版』（2011年）では，脳卒中患者におけるリハビリの位置づけは極めて重要であるといえるが，その内容は必ずしも一貫性のあるものになっていないとされている．脳卒中は主症状である運動麻痺や高次脳機能障害など多種多様の症状が認められ，それらに対して適切な評価が求められている．効果判定を示す評価指標を積極的に活用し，データを蓄積することが本邦の脳卒中理学療法の課題である．

---

　死亡原因第1位であった脳卒中は，1980年代に入ると癌に，1990年代を境として心臓病に，近年では肺炎にも抜かれ，命を落とすことが減った疾患である．癌や心臓病，肺炎が右肩上がりに増え，脳血管疾患が右肩下がりに減少しているのが特徴であり，いわゆる治療法や医学の発展が寄与するところが大きい．

　高齢社会となった今日，片麻痺に代表される障害をもちながら生活している方が多いことも確かである．そのため，理学療法士が対象とする疾患の第1位に長年鎮座している．障害をもつ片麻痺患者の高齢化に伴い理学療法士の役割は加速することが想像されるが，複数の疾患をもつ病態へと障害像は変化している．脳卒中パスのような治療の流れ，連携といったキーワードが示され，回復期病院による在宅への導線がつくられたことや磁気刺激治療のような麻痺に対する治療が提案され，今後も変化が予想される疾患である．

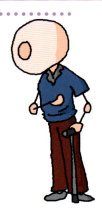

## B 基礎データ

### 1) 発症年齢と性別

n = 749

| 年齢区分 | 男性 | 女性 | |
|---|---|---|---|
| 90 歳以上 | 男性　8 名 | 女性　9 名 | |
| 80 歳以上 | 男性　54 名 | 女性　89 名 | |
| 70 歳以上 | 男性 145 名 | 女性　90 名 | 31% |
| 60 歳以上 | 男性 127 名 | 女性　59 名 | |
| 50 歳以上 | 男性　69 名 | 女性　24 名 | |
| 40 歳以上 | 男性　50 名 | 女性　19 名 | |
| 40 歳未満 | 男性　5 名 | 女性　1 名 | |

#### データから言えること

　脳卒中の初発年齢の平均は 60 歳代後半であるが，70 歳代に中央値がある．若年では男性に多いのに対して，高齢になると女性が多くなる．これは厚生労働省が 2014 年に発表している若年者の生活習慣病による罹患が男性に早いことと，女性の平均寿命が長いことから，年齢層別でみると男女比に逆転が生じるものと考えられる．

#### 文献と照らし合わせて言えること・考えられること

　脳卒中データバンク 2015[3] でも年代別頻度で同様のデータを示しており，70 歳代の発症者が多く，高齢なほど女性が多い傾向にある．米国では女性の脳卒中予防ガイドラインが発表されており，男性に比べ女性の発症率が高く死亡率も高い．女性優位な背景は男性と同様に高血圧，喫煙，糖尿病といった危険因子に加え，女性特有の妊娠やホルモン補充療法などの因子も加わるからである．日本も欧米型に近づきつつあるともいわれ，生活習慣病の管理や是正が必要である．

#### Q&A 年齢と重症度には関係があるのですか？

　本邦で最も有名な予後予測を報告した二木[10] によれば，182 名の患者で自立度と年齢を比較した場合，高齢になると歩行自立度の比率は低くなるとされている．しかし重症度のデータは示されていない．脳卒中データバンク 2009[4] では，脳梗塞の年代別の入院時重症度と予後は，いずれも男女共に加齢と共に重症度は高くなり，入院日数は増加，自宅退院率は減少すると報告されている．当データからは年齢と麻痺の程度，重症度についての相関はみられなかったが，年代別で比較した場合，高齢なほど重症度が高い割合を示している．

#### Q&A TIA（一過性脳虚血発作）や無症候の患者もデータに含まれていますか？

　データはあくまでリハビリを介入した患者が対象となっており，TIA や無症候の患者は対象となっていない．無症候性脳梗塞に関しては，症候性脳梗塞，認知機能障害発症のリスクが高く，予知因子であるといわれている．Willey ら（2011 年）[8] は，physical activity（身体活動）は無症候性脳梗塞発現のリスクを軽減すると報告しており，臨床家の目線では今後予防的な介入として理学療法士が関わる可能性も感じられる．

# 1. 脳卒中に対する理学療法

## 2) 病型別

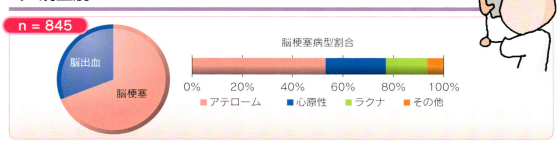

### データから言えること
脳梗塞は約70％，脳出血は約30％であり，脳梗塞に関しては，アテローム血栓性脳梗塞が半数以上を占め，心原性脳梗塞，ラクナ梗塞に続いている．

### 文献と照らし合わせて言えること・考えられること
脳卒中データバンク2015[3]では，病型別の分類で同様のデータを示しているが，脳梗塞の内訳ではアテローム性と心原性，ラクナ梗塞がほぼ同じような割合であるのに対し，我々のデータではアテローム血栓性梗塞が半数を占める結果となった．これはリハビリ介入者が対象であるため，ラクナやTIAは梗塞範囲が狭く対象外になりやすく，アテロームや心原性の割合が高くなったと考えられる．脳出血病型別割合は約8割が高血圧性であり，2割がその他の脳出血と報告されている．

### Q&A 昔から脳梗塞が多かったのですか？
昭和初期から1950年代までは脳出血が多かったが，近年脳出血は減少している．その理由は高血圧に対する薬物療法の効果とされる．脳梗塞に対しても有効な治療薬が臨床導入されている．

## 3) 併存疾患

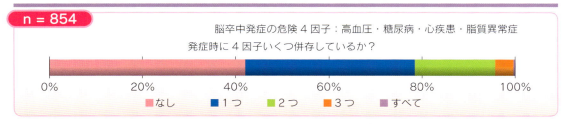

### データから言えること
発症時に高血圧，糖尿病，心疾患，脂質異常症の危険因子を既往にもつ患者は約6割である．

### 文献と照らし合わせて言えること・考えられること
脳卒中データバンク2015[3]では，高血圧，糖尿病，脂質異常症が60〜70歳代に多く，心房細動は80歳以上にピークがあり，加齢の影響が顕著にみられる．我々の臨床データでは，年齢別割合の検討で同様の結果となっているが，併存疾患がない患者が約4割と，データバンクなどの医学的罹患データと比べて罹患疾患自体が少ない傾向といえる．リハビリ介入時にすべての併存疾患を把握しきれていない影響は否めない．

### Q&A 脳卒中の併存疾患には他にどのようなものが多いですか？
4つ以外に，心血管疾患や慢性腎不全なども併存疾患の代表とされる．ちなみに，糖質異常症とは，高LDLコレステロール血症，低HDLコレステロール血症，高トリグリセライド血症の3つを指す．

## 4) 初発と再発例

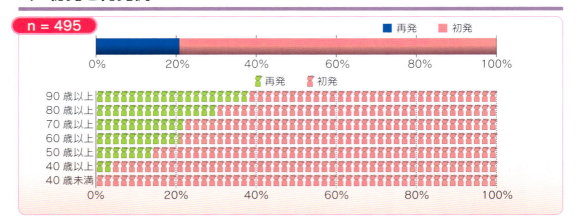

 **データから言えること**
　再発例は約20％であり，年齢と共に再発リスクは高い傾向になった．

 **文献と照らし合わせて言えること・考えられること**
　Hataら[9]も，脳卒中の再発リスクは年齢とともに高くなると報告している．再発を防ぐためには生活習慣病の管理や生活習慣の是正（身体活動量増加），内服管理などを行うと説明されている．

**Q&A　初発と再発では予後は違いますか？**
　再発の方が生命的な予後が悪いことはもちろん，介助が必要になる割合も有意に高いとされている．

## 5) 在院日数と転帰

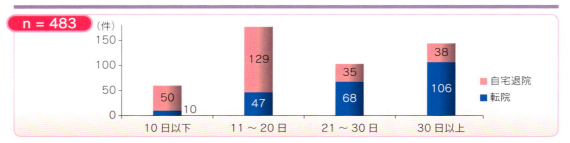

 **データから言えること**
　自宅退院と転院との比率は52：48であり，自宅退院の中央値は16日，転院は29日である．

 **文献と照らし合わせて言えること・考えられること**
　急性期医療施設の在院日数が減少するなか，脳卒中では一定の期間入院している結果であった．転院先は主に回復期リハビリ施設となるが，斎藤らの報告[31]では回復期病院へ転院した患者のうち95％が自宅退院を果たしている．一方で0.7％が死亡，4.1％が急性期施設への再入院とあり，軽視できないデータである．

**Q&A　病型で転帰や在院日数に違いはあるのでしょうか？**
　今回のデータでは，脳梗塞は6：4（退院：転院）の比率で，脳梗塞の分類において差異はない．脳出血は4：6（退院：転院）で逆転している．在院日数は，脳梗塞が中央値20日，脳出血が中央値22日であり，転院の比率の高い脳出血は在院日数が長い傾向にある．

## 6) 発症から理学療法開始まで

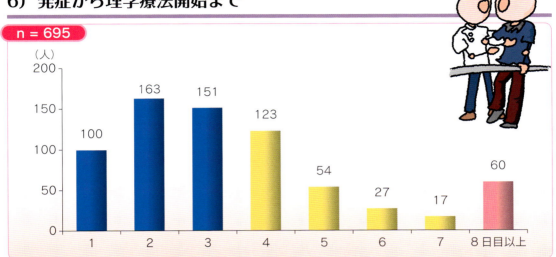

### データから言えること

中央値は発症から3日目であり，50％は3日以内にリハビリが開始され，75％は4日以内に開始されている．脳卒中の9割が7日以内に開始される．

### 文献と照らし合わせて言えること・考えられること

脳卒中治療ガイドライン2015[2]において，神経症候の増悪がないことを確認してからリハビリを可及的早期に開始することが勧められている．理学療法開始までに8日以上かかる症例が急性期の現場では確実に存在する．脳卒中データバンク2015[3]では，病型，重症度，年代別，性別においてリハビリ開始時期について検討されており，いずれにおいても開始時期に影響していた．本データでも開始時期に差異があり，各症例毎に検討されている結果である．

### Q&A 早期離床の効果はありますか？

脳卒中治療ガイドライン2015[2]において，十分なリスク管理のもとにできるだけ発症早期から積極的なリハビリを行うことが強く勧められている．その理由として，安静臥床に伴う廃用症候群の予防や，合併症の予防，機能転帰が良好となるなど早期離床の効果が報告されている．

### Q&A とにかく早く開始するのがよいですか？

Sundsethら[19]は24時間以内の離床群で予後不良例の割合が高かったと報告している．The AVERT Trial Collaboration group[20]においても24時間以内の離床による死亡例が多かったと報告されている．早期離床は，廃用症候群の予防や合併症の予防に有効とされるが，24時間以内の離床は慎重に行う必要があると考えられる．

## 7）発症前の ADL 状況

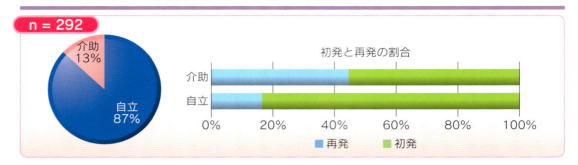

 **データから言えること**
　発症前 ADL に介助を要する症例は 13％であり，自立していた症例より再発率が高い傾向であった．

 **文献と照らし合わせて言えること・考えられること**
　二木[10]は発症前 ADL が屋内歩行以下の自立度だった患者は 18％であったとしており，やや少ないが同様の傾向である．

**Q&A　発症前 ADL の低下は予後に影響しますか？**
　Meijer ら[21]は入院時 ADL の低下は予後に影響すると報告している．発症前 ADL の低下は，入院時 ADL をさらに低下させると考えられ，予後への影響を考慮する必要がある．

## 8）社会的情報（家族の介護力）

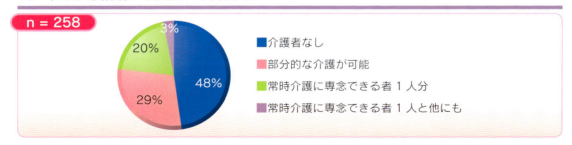

 **データから言えること**
　約半数で介護者がいなかった．また，部分的な介護ができる人がいる家庭は約 3 割であった．約 8 割で介護力は乏しい傾向にあった．

 **文献と照らし合わせて言えること・考えられること**
　近藤ら[22]は介護力が転帰に影響すると報告している．高齢化により介護力が乏しい家庭は増える傾向にあることを念頭において対応する必要がある．

**Q&A　転帰に影響する社会的要因は他にありますか？**
　伊藤ら[23]は独居，要介護家族の存在を，近藤ら[22]は生活保護受給を挙げている．家族の構成人数のみならず，社会的背景の聴取が必要といえる．

## Additional Note ❶

## 慢性腎臓病の理学療法で重要となるデータ

慢性腎臓病（CKD）は，2002年米国で定義が示され，本邦における患者は1,330万人以上と推定されている．さらに2014年の日本透析医学会のデータによると慢性透析患者数は32万人に達し，透析歴5年以上の患者が50％以上を占め，平均年齢67.5歳と高齢化している．CKDの定義は，「尿異常，画像診断，血液，病理で腎障害の存在が明らか，特に蛋白尿の存在が重要」，「推算糸球体濾過量（eGFR）が60 ml/min/1.73 m² 未満」のいずれか，または両方が3ヵ月以上続く状態である．理学療法の臨床現場で遭遇す

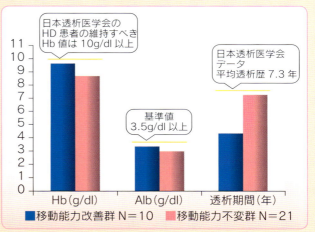

図1 移動能力改善群と不変群のHb，Alb，透析期間の比較

るCKD患者は，透析に至っていない保存期CKD患者と透析を導入しているCKD患者の2つに分けられる．保存期の患者では，心疾患や脳血管疾患を合併し，透析患者では，骨折や切断などの運動器疾患や廃用症候群を合併しているケースが多い．また，透析患者の半数近く（43.5％）が糖尿病性腎症であり，糖尿病についての知識も必要となる．そのため，腎臓に焦点を当てることが少なく，理学療法士が腎機能の評価を確認し，機能的予後に結びつける視点が乏しい．ぜひ，腎臓を評価することの意義について理解を深めてほしい．

CKD診療ガイド2012では，重症度分類としてeGFR（G1～G5）と尿蛋白（A1～A3）の値によって分けられた．例えば，保存期CKD患者の場合，グレードが上がる（eGFRの低下や尿蛋白の増加）ことで心疾患や脳血管疾患のリスクが高くなるため，理学療法実施の運動負荷については，十分な虚血性心疾患の評価を基に決定することが推奨される．また，腎機能高度低下（G4）や末期腎不全（G5）に至ると貧血や尿毒症症状（倦怠感，易疲労，浮腫，肺水腫，心不全）を呈することが多く，Hb，Albなどの検査値の確認や視診，触診，聴診のフィジカルアセスメントのもと，理学療法を実施すべきである．透析導入患者では，ADLや身体機能評価だけではなく，腎性貧血，血圧変動，浮腫，栄養，透析方法の確認が必要となる．特に栄養状態や透析期間では，体内の蛋白喪失の持続により，筋肉量減少を主体とした蛋白栄養障害が認められる．CKD患者の場合，透析に至るまでにも蛋白制限があり，サルコペニアを呈する患者が多い．筋力低下を主とする身体機能，ADLに着目することが，CKD患者の理学療法評価として重要である．

図1は，石川ら[1]が報告した合併症にて入院した血液透析患者の移動能力のデータであり，2週間以上の理学療法介入で移動能力が改善した群と不変群のHb，Alb，透析期間を示したグラフである．Hbにおいて2群間に有意差を認め，Hb，Albともに両群で標準値以下であった．本データから貧血や低蛋白血症は，理学療法介入効果の阻害因子と考えられる．

▶文 献
1) 石川明菜ほか：慈恵医大誌 123：231-235, 2008

（樋口謙次）

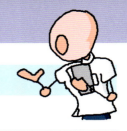

## C 採用している評価項目とレビュー

### 1) NIHSS

　脳卒中における神経学的重症度評価として世界的に広く用いられている．旧版は1989年にBrottらによって報告され，2001年にLydenらにより修正版のNIHSSが報告されている．意識，注視，視野，運動，感覚，言語，無視から構成され，急性期において，t-PAなどの治療の効果判定，予後予測などに用いられている．満点は42点（修正版は31点）であり，点が高いほど重度となる．

### 2) 運動麻痺（Brunnstrom Recovery Scale：BRS）および 12段階「片麻痺回復グレード」法

　BRSはStage I～VIで姿勢・重力の影響を配慮した検査項目からなる麻痺の重症度をみる指標である．Iが重度でVIが軽度として判断するが，脳卒中発症直後の安静度の制限を受けると正確な評価が難しく，片麻痺回復グレードの評価項目を合わせてみると早期から運動パターンを確認できる．12段階「片麻痺回復グレード」法も同様に，Iが重度でVIが軽度として表される．

臨床的おすすめ度★★★

### 3) 意識（Glasgow Coma Scale：GCS）

　開眼・言語・運動の3つの要素から評価する．もともと脳出血または脳外傷後に対して出血量と合わせて手術適応になるかの判断材料とされていたが，最近では，集中治療領域でも頻繁に使用されている．

### 4) 筋緊張（modified Ashworth Scale：MAS）

　MASは中枢神経麻痺の痙縮を簡便に捉えられる評価方法である．一方で，痙縮筋は，検者毎に変化するわずかな可動速度や，異なる姿勢に対して敏感に反応するため検者内信頼性は高いが，検者間信頼性は低い．筋緊張の評価は，対象の他動的関節可動性を合わせて評価することと，検者を同一にすることで信頼されうる値となる．

### 5) 感覚

　患者の自覚的な判断が主となる感覚は発症早期の数値化が難しい．発症直後は左右差の存在や障害部位を特定し，感覚の重症度は経過を追いながらの評価にとどめる．SIASの感覚検査やNRS（Numerical Rating Scale）の利用が多い．

### 6) 基本動作能力（動作の自立度：ABMS）

　東京慈恵会医科大学では，2001年に原法を初めて日本理学療法士学会で報告し，『Neurorehabil Neural Repair』（2007年）や『J Rehabil Med』（2010年）で臨床報告しているオリジナルの基本動作評価（Ability for Basic Movement Scale：ABMS）を使用している．特徴は理学療法士が臨床で寝返り，起き上がり，座位保持，立ち上がり，立位の6段階の自立度をスコアリング（5～30）したものである．

臨床的おすすめ度★★★

## 7) 座位バランス

座位バランスを前後と上下・左右に分け，前者を Motor Assessment Scale の座位バランス評価を参考に作成したものを，後者を 2006 年に奥田らが開発した臨床的体幹機能検査（FACT）を参考に，治療指向的な評価指標として用いている．骨盤挙上の課題では，側方への重心移動に伴う動的座位保持能力を評価している．

## 8) 立位バランス

静的立位保持，麻痺側下肢支持性は，歩行の準備段階の評価や歩行補助具の選定として有効である．片脚立位時間は，バランス能力の程度を客観的にまた簡易的に評価できる．

## 9) 歩行自立度 (Functional Ambulation Categories : FAC)

FAC は，歩行補助具の使用有無にかかわらず，患者が歩くのにどの程度の介助が必要かを評価する．これを院内の歩行自立度を評価できるよう一部を改定し，セラピストの共通認識するものだけでなく他職種でも一目でわかりやすいものとした． 臨床的おすすめ度★★★

## 10) 5m歩行テスト

10 m 歩行テストが本邦では一般的だが，本邦の高齢者を対象とした事業では広く活用されている．リハビリ室の広さから 10 m 歩行ライン（加速路など含めると 15 m 以上）がとれない施設も多いため，当院では 5 m で測定し最大歩行速度（Maximum Walking Speed：MWS）としてデータを扱うこともある．環境が限られた中で測定でき，信頼性も得られている．

## 11) timed "Up and Go" test (TUG)

1991 年 Podsiadlo ら[18]によって，時間的要素を加えた定量的な評価法に修正されたもので様々な対象の動的バランス評価として広く臨床に用いられている．床効果として，認知機能障害をもつ者の 35.5% が TUG を行えなかったとの報告や，歩行非自立者は施行困難であることがいえる．

## 12) 日常生活動作 (Barthel Index : BI)

10 項目，項目別に 15 点から 0 点を 5 点刻みで水準を分けており，合計 100 点満点で表し「できる」ADL を示す．100 点がすべて自立を意味する BI は，わかりやすい尺度で，妥当性が高い．急性期脳卒中患者に対する評価指標としての信頼性は高いと報告されているが，天井効果となることが多く，変化を追うには不向きな評価指標である．

## 13) 健康関連 QOL (EQ-5D-3L)

EQ-5D-3L（EuroQol 3 Dimension）は，健康関連 QOL を定量的に評価するための自己記入式質問票で，5 項目 3 水準の質問と視覚評価法からなる．5 項目法は換算表を用いて 1 から 0 の間の数値で効用値を算出することができる．効用値は死亡を 0，完全な健康を 1 とする間隔尺度で表される．簡便に使用することができるが，天井効果の課題が指摘されており，5 項目 5 水準の EQ-5D-5L も報告されている．

## D 臨床データ

### 1) NIHSS

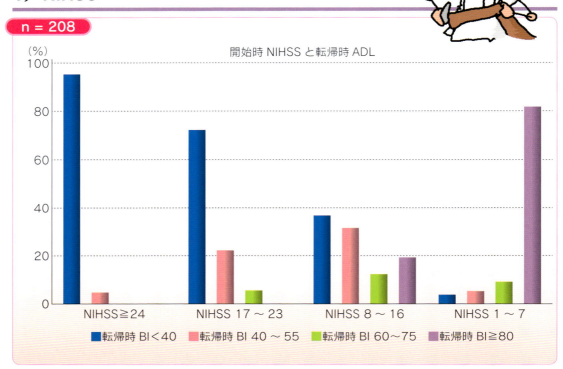

#### データから言えること

開始時のNIHSSから転帰時のADL（BI）をみると，1～7点では約80％で転帰時のBIが80以上となっている．転帰時のBIが40以上の割合は，8～16点で約63％，17～23点では約28％，24点以上では，約5％となっている．理学療法開始時のNIHSSによって転帰時のBIは異なっている．

#### 文献と照らし合わせて言えること・考えられること

Bairdら[24]は，NIHSSとMRIの結果から発症後3ヵ月後のADLを予測できると報告している．また，八木ら[25]もNIHSSが転帰先を予測する因子であると報告しており，早期からNIHSSの予後予測を参考としてリハビリ介入方法を検討する必要がある．

#### Q&A 他に総合評価はありますか？

脳卒中治療ガイドライン2015[2]においては，Fugl-Meyer Assessment，Stroke Impairment Assesment Set（SIAS），脳卒中重症度スケール（JSS）が推奨されている．

#### Q&A 予後予測はNIHSSだけで十分ですか？

NIHSSによる3ヵ月後のADL予測率は20％との報告がある[26]．予測精度には限界があり，脳卒中治療ガイドライン2015[2]においても，予測精度や適用の限界を理解しながら使用することが勧められている．

## 2) 下肢 Brunnstrom Recovery Stage（BRS）および 12 段階「片麻痺回復グレード」法

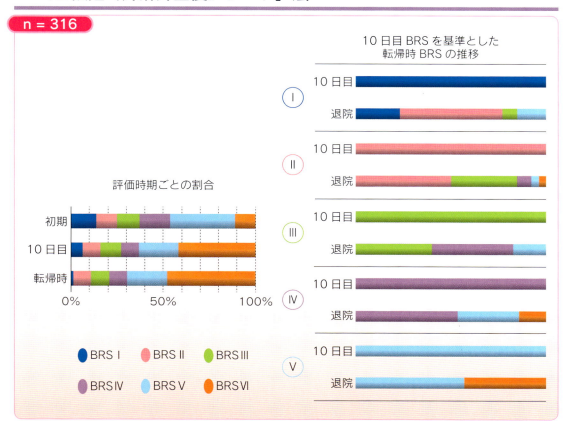

### 👉 データから言えること
　運動麻痺は発症から段階的に回復傾向を示す．初期は2.8日に実施しているため，安静度の制約を受けた結果となる．初期から10日目の変化は，Stage Ⅰ～Ⅳにおいて少ないが，明らかにStage Ⅴが減少，Stage Ⅵが増加している．10日目から転帰時は，それぞれ1～2段階の回復がみられ，特にStage Ⅱでは回復の幅が大きい．

### 👉 文献と照らし合わせて言えること・考えられること
　Swayneら[12]によると，発症後から3ヵ月は，残存した皮質脊髄路を刺激し，興奮性を高めることで回復を促し，発症後3週間から3ヵ月をピークに6ヵ月まで新しい組織の再構築があると報告している．急性期病院におけるリハビリの役割は，意識の賦活や活動度の拡大，皮質ネットワークの可逆的再組織化を最大限引き出すことである．

### Q&A 発症時の運動麻痺で歩行の予後は決まるの？
　二木[10]によると，発症時の麻痺でStageⅣ～Ⅵは96%，StageⅢは53%，Stage Ⅰ・Ⅱは38%が最終的に歩行自立と報告した．また，発症時59歳以下は，麻痺と関係なく最終時歩行自立と報告している．藤野ら[11]は，発症後5日以内の評価により退院時の歩行自立度を判断した結果，TCT，JSS-M，疾患，年齢の高い関連を示唆した．発症直後の運動麻痺は重要な予後予測因子であるが，年齢など，他の要因の影響も加味する必要がある．

## 3) 意識

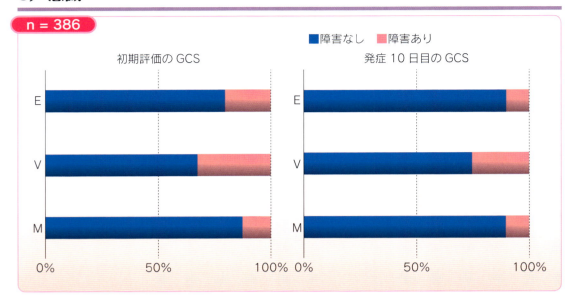

### データから言えること

発症 10 日目に意識障害を有する患者（GCS 合計点で判断）は 27％で，その中で，言語（V）が 25％と最も高い割合であり，発症早期では見当識障害や発声の障害の存在が比較的多いことが示された．また，発症時から 10 日目までの回復の割合は，開眼（E）が 10％，V が 7％，運動（M）が 2％と E の割合が最も高かった．

### 文献と照らし合わせて言えること・考えられること

二木[10]は 2 桁または 3 桁の意識障害が 2 週間以上続く場合に，動作の自立度は低下すると報告し，我々の調査では，軽度意識障害でも 1 ヵ月遷延した場合，動作自立度は低下した．

### Q&A 3-3-9 度方式を用いてもよいですか？

3-3-9 度方式，いわゆる Japan Coma Scale（JCS）もスクリーニングとしては非常に有効である．データを蓄積する場合は GCS を用いるとよいだろう．

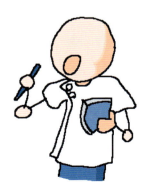

## 4) 筋緊張

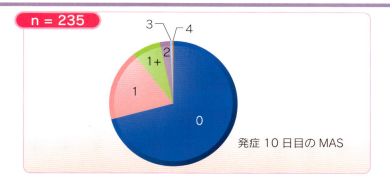

発症10日目のMAS

 **データから言えること**

　発症10日目は，痙縮なしが71%，軽度（MAS1と1＋）を含めると97%となり，10日目では明らかな痙縮を認めない．

 **文献と照らし合わせて言えること・考えられること**

　慈恵医大のデータは急性期が中心であるため10日目を比較したが，中村ら[5]は発症から4週目までに約60%に痙縮を認め，6ヵ月後にその割合が増加していると報告している．

**Q&A　1＋などはどう数値化するのですか？**
　数値として扱い平均値などを用いている論文が散見されるが，順序尺度であるためノンパラメトリック検定を用いる必要がある点に注意が必要である．

## 5) 感覚

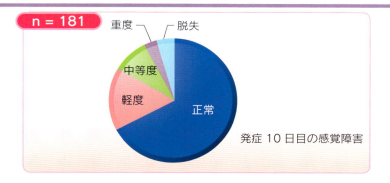

発症10日目の感覚障害

 **データから言えること**

　発症早期の表在感覚が正常または軽度障害（NRS 70〜90%）の患者は80%以上である．中等度（NRS 40〜60%）から重度（NRS 10〜30%）の障害を有する患者は20%未満であり，多くは運動障害を併存していた．

 **文献と照らし合わせて言えること・考えられること**

　中村[5]は発症から4週目までに約70%に下肢感覚障害を認め，6ヵ月後にその割合が増加していると報告している．

 **Q&A　NRS以外に一般的に使われている評価方法はありますか？**
　SIASの感覚検査やVASの利用が多くみられる．いずれも数値化することが可能である．

## 6）基本動作能力（動作の自立度：ABMS）

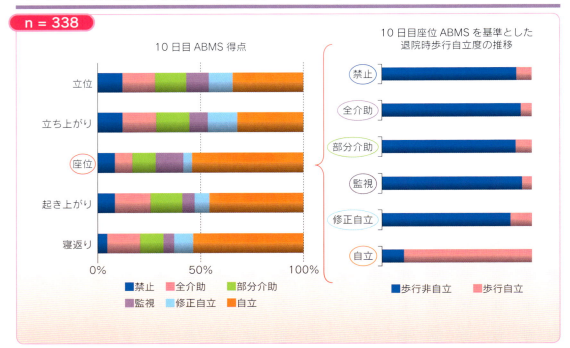

### データから言えること

　発症10日目の寝返り・起き上がり・座位に関しては約5割が，立ち上がり・立位に関しては約3割が自立に至っており，その中でも座位が一番多く約55％が自立であった．10日目の座位に注目し，これを基準とした退院時歩行自立度の推移をみると，10日目の座位が自立であった約9割が退院時の歩行自立（監視は含まない）に至る一方，10日目の座位が修正自立やそれ以下では約1割程度しか退院時の歩行自立に至っていないことが分かる．

### 文献と照らし合わせて言えること・考えられること

　樋口ら[13]は，発症10日目で座位保持可能群では，発症30日目で62％が歩行可能であったと報告している．本データもおおむね相違ない結果であり，10日目の座位保持可否は，歩行可能へのひとつの指標となりうると考えられた．また堀ら[17]は日本理学療法学術大会において，発症30日目の歩行予後に理学療法開始時の座位バランスを示す片側骨盤挙上が予測因子のひとつと報告しており，発症30日目での歩行獲得には早期の座位獲得の必要性が示唆されている．

### ABMSと転帰の関連性はありますか？

　八木ら[25]は急性期脳梗塞患者において回復期病院転院に関連する因子を検討した結果，転帰を判別するためのカットオフ値はNIHSSで3.5点，ABMSで21.5点と報告し，ABMS総得点が，回復期病院への転院へ関与していることが示唆された．

### ABMSとADLは関連性はありますか？

　Hashimoto（2007年）ら[32]は，退院時のBIが10日目（R=0.79），退院時（R=0.87）のABMS総得点と正の相関があったと報告しており，ABMSとBIの関連性を示している．

## 7) 座位バランス

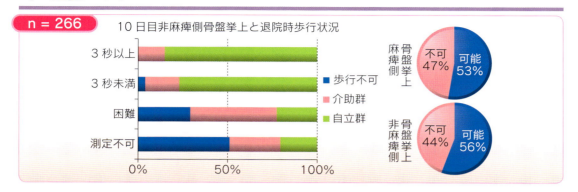

> 📊 **データから言えること**

10日目で骨盤挙上テストがわずかでも可能な者は，約70%以上が歩行可能となっており，一方，測定が困難または不可能な者は，約80%が退院時には歩行が介助以下の状況となっている．

> 📊 **文献と照らし合わせて言えること・考えられること**

阿部ら（2004年）[33]は，脳卒中片麻痺患者において体幹機能と側方重心移動動作の関係を検討し，側方重心移動の変化量と速度は体幹機能に相関すると報告している．また，麻痺側と非麻痺側にかかわらず有意な結果であったとしており，本データでも，骨盤挙上テスト実施可能者は麻痺側53%，非麻痺側56%と大きな差は認められず，同様の傾向を示した．

> **Q&A** 座位バランスの測定が困難な状況とはどのような状況ですか？

タイムを計るまでもなく，いわゆる押す人症候群（pusher syndrome）や極端な重心不安定などで計測できない場合を指す．

## 8) 立位バランス：片脚立位

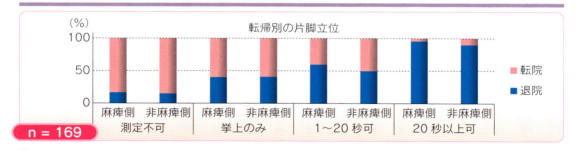

> 📊 **データから言えること**

転帰時に片脚立位が実施可能な者（麻痺側支持/非麻痺側支持）は，17%/14%が挙上のみ，29%/27%が1〜20秒可能，20%/26%が20秒以上可能であった．片脚立位が困難な者ほど転院する割合は高くなる．

> 📊 **文献と照らし合わせて言えること・考えられること**

田中ら（2013年）[34]は，維持期での片脚立位時間は，麻痺側支持2.9±7.4秒，非麻痺側支持20.7±28.0秒と報告している．急性期では片脚立位可能であれば，麻痺側，非麻痺側支持に関係なく同程度の機能を有している．

> **Q&A** 10日目の自宅退院患者の達成状況は？

10日目において20秒以上の両側片脚立位可能な場合は，100%が自宅退院となる．そのうち，約95%がBRSVIであり，歩行は全例自立していた．

## 9）歩行自立度

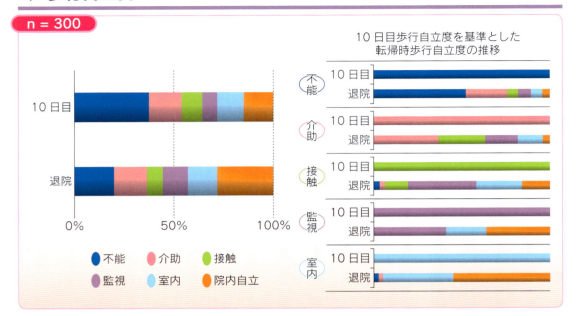

### データから言えること

　発症10日目と退院時の歩行自立度を比べると，改善に転じていることがいえる．発症10日目では約7割が監視以下の結果であり，歩行自立者はそれほど多くないことがわかる．

　右のグラフをみると，10日目での歩行自立度よりそれぞれ50％以上が，退院時には歩行自立度の改善が認められている．特に，介助が必要な患者の歩行自立度が退院時には約70％程度改善していることが示された．10日目から退院時にかけ，歩行自立度が悪化している箇所が一部認められるが，これは，症状の悪化などの原因が挙げられる．

### 文献と照らし合わせて言えること・考えられること

　歩行予後について，井所[15]は麻痺側下肢機能を，樋口ら[14]は発症10日目の座位保持能力を重要因子と述べている．堀ら[16,17]は日本理学療法学術大会で歩行予後について報告し，座位バランス，下肢運動麻痺，NIHSSを因子として挙げている．これらは，アウトカムの時間的要素や評価項目などバラつきがあるため，注意する．

### Q&A 歩行自立度と転帰の関連性はありますか？

　退院時の歩行が室内自立以上の約80％が自宅退院に，監視以下の約80％が医療施設への転院に至っており，退院時の歩行自立度は転帰への関連性は大きいと考えられる．しかし，歩行自立しても約20％は転院しており，この中には社会的背景や若年層など，機能障害以外の転院の必要性があることが窺える．

## 10) 5m歩行テスト

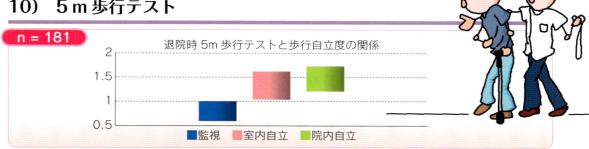

### データから言えること

転帰時の歩行速度は，院内自立が 1.4±0.4 m/秒，室内自立が 1.3±0.4 m/秒，監視が 0.76±0.30 m/秒と歩行自立度に従って速くなった．5m歩行テストは，発症1ヵ月程度の片麻痺患者に対する，歩行自立度判断の一助となりうる．

### 文献と照らし合わせて言えること・考えられること

鬼頭ら（2011年）[35]は，回復期において監視歩行群は 0.5 m/秒，自立歩行群は 1.2 m/秒と報告しており，本データと比較すると回復期では歩行速度が遅い傾向にある．時期において異なる結果であることは興味深い．

### Q&A 歩行テストの他に歩行自立度の判定に関係する要素は？

我々の調査では，室内自立と院内自立の判定は歩行速度とBI合計点であった．また，監視と室内自立の判定は年齢・罹患期間・BIであった．急性期から亜急性期は，実際のADL状況を観察したうえで，歩行自立度を判断する．

## 11) timed "Up and Go" test (TUG)

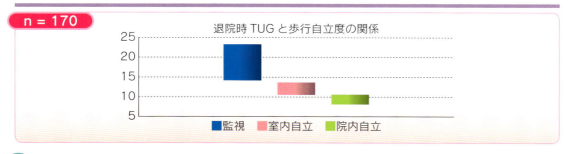

### データから言えること

転帰時のTUGは，院内自立が 9.5±3.3 秒，室内自立が 14.3±11.8 秒，監視が 21.9±16.2 秒と歩行自立度に従って時間が短縮した．TUGは，発症1ヵ月程度の片麻痺患者に対する，歩行自立度判定の一助となりうる．

### 文献と照らし合わせて言えること・考えられること

北地ら（2012年）[36]は，TUGで自立群は 9.4±2.4 秒，非自立群は 30.4±15.7 秒と報告しており，本データと比較すると自立群に差はみられなかった．自立群は時期において異なることはなく，自立の判断基準となりうる．

### Q&A 脳卒中患者においてTUGの回り方に差はありますか？

麻痺側回りの方が速い割合が25％，非麻痺側回りの方が速い割合が29％，同程度が46％であり，有意差は認められない．

## 12) 日常生活動作（BI）

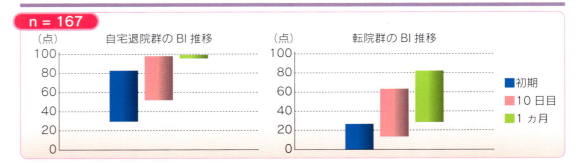

### データから言えること
　ADL 能力は発症から 1 ヵ月にかけて段階的に向上する．自宅退院群は 10 日目で 40％が自立し，転院群は 10 日目でも 50 点以下の者が半数以上を占める．10 日目は 60 点を境に転帰の判断や見通しが可能な状態となる．

### 文献と照らし合わせて言えること・考えられること
　Nakao ら（2010 年）[37]は，発症 3 週時において，BI が 40 点以上であれば発症 6 ヵ月にかけて有意に向上し，BI が 40 点未満で座位・立位保持可能な場合は回復を認めるが，困難な場合は変化がないと報告した．

### Q&A リハビリの量と ADL の関係は？
　脳卒中治療ガイドライン 2015[2]では，リハビリ介入量の増加が ADL や歩行速度の向上に影響すると有効な見解を示している．しかし，集中的な効果は，早期から回復期にかけて認めるものの，1 年後には有意差がないと示している．

## 13) 健康関連 QOL（EQ-5D）

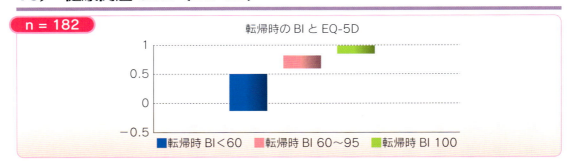

### データから言えること
　転帰時の各 ADL 群の QOL 効用値は中央値で 0.3，0.7，1.0 であった．転帰時の ADL によって健康関連 QOL は異なる傾向であった．

### 文献と照らし合わせて言えること・考えられること
　Post ら[28]は，軽症脳卒中患者の効用値は 0.6〜0.7，重症脳卒中患者の効用値は 0〜0.3 と報告している．急性期である本データでも同様の傾向を示している．急性期病院における ADL 向上は健康関連 QOL の視点でも重要といえる．

### Q&A 脳卒中患者の QOL にはどのような要因が影響しますか？
　江藤（2000 年）[29]は，在宅脳卒中患者対象では，睡眠障害，うつ状態などが QOL に影響すると報告している．ADL のみならず，心理面への配慮も重要と考えられる．

## E 理学療法関連学会における潮流

### 1) 2000年以前の潮流

　1980年代の理学療法関連学会では，脳卒中片麻痺患者に対しての測定機器（重心動揺計・筋電図）や物理療法（TES・FES）を用いた報告が散見される．臨床データを用いた報告では，「歩行速度」や「予後」，「効果」などのキーワードとなる報告もみられた．1990年代では毎年新たなキーワードとなる報告が散見され，今では当たり前となっている「早期理学療法」「磁気刺激」「体幹機能」「リスク管理」「関節モーメント」「QOL」「足関節機能」などが報告されている（**表1**）．脳卒中の理学療法の治療では，1980年代は促通手技といわれる神経生理学的アプローチが主体であったが，1990年代からシステム理論や運動学習理論が提唱され，理学療法において介入手段の多様化がみられた．その結果，日本理学療法学術大会において様々な報告が増えた要因であろう．

　2000年以前はEBMが唱えられたばかりであり，早期理学療法の検証までは至らず，取り組みとしての報告レベルとなっている．維持期での報告は少なく，脳卒中の理学療法として体系的な研究には至っていない時代である．

**表1　日本理学療法学術大会での各年の new キーワード（1991〜1999年）**

| 年 | 1991 | 1992 | 1993 | 1994 |
|---|---|---|---|---|
| 演題数 成人中枢/全演題 | 61/360 | 64/433 | 65/448 | 74/481 |
| new キーワード | 早期理学療法 | 磁気刺激 | 体幹機能 予後予測 | リスク管理 トイレ動作 |

| 1995 | 1996 | 1997 | 1998 | 1999 |
|---|---|---|---|---|
| 61/526 | 70/523 | 71/562 | 84/642 | 46/252 WCPT除く |
| 下肢筋力 関節モーメント | 動作解析 QOL | 尿失禁 | 足関節機能 バランス | 自律神経 |

### 2) 2000年以降の潮流

　2000年当初は，日本理学療法学術大会テーマとして「理学療法の効果」や「科学的根拠に基づく理学療法」など治療としての体系化が求められるようになった．また，介護保険の開始や回復期病棟の設立などがあり，各時期における研究が散見されるようになり，回復期病院では当たり前となった365日診療の先駆的研究として，FIT（full-time integrated treatment）の報告がされた．理学療法の治療では，課題指向型アプローチへと転換され，2005年以降にニューロリハビリテーションと呼ばれる脳神経科学や脳機能活動に基づいた治療が発展した．日本理学療法学術大会においても上記に関連した新たな報告が散見される一方で，2000年以前から取り組まれている研究課題に対して精度を上げた予後予測やADL・QOLに関連する報告，さらに三次元動作解析機器を用いた脳卒中片麻痺患者の歩行分析などの報告がみられた．これらは，統計解析手法の発展，医療機器の進歩により測定精度の向上や患者負担にならない装置が開発され，臨床応用されたのが理由であろう．

　2009年には脳卒中治療ガイドラインが示され，リハビリ分野では脳卒中ケアユニットでの集中リハビ

リテーション，リハビリテーションの頻度や量を増やすなどにおいて，グレードA（行うように強く勧められる）の根拠が示された．しかし，詳細な理学療法の内容についてはまだ科学的根拠に乏しいのが現状である．2015年の脳卒中治療ガイドラインでは，維持期における継続的なリハビリテーションが推奨され，新たにロボットリハビリテーションが登場したが，まだエビデンスが十分に積み上がっていない．

近年の脳卒中関連学会での理学療法士の報告では，ニューロリハビリテーションを背景に脳機能の基礎的な報告が増えているが，「温故知新」の臨床研究も継続的に報告されており，これらの研究成果の融合が課題といえる．

## ▶文　献

1）高久史麿ほか（監）：新臨床内科学，第8版，医学書院，東京，2002
2）日本脳卒中学会 脳卒中ガイドライン委員会編：脳卒中治療ガイドライン2015，協同企画，東京，2015
3）小林祥泰（編）：脳卒中データバンク2015，中山書店，東京，2015
4）小林祥泰（編）：脳卒中データバンク2009，中山書店，東京，2009
5）中村隆一（編）：新版脳卒中の機能評価と予後予測，医歯薬出版，東京，2011
6）Bushnell C, et al：Ann Intern Med **160**：853-857，2014
7）Krishnamurthi, et al：Lancet Glob Health **1**：e259-e281，2013
8）Willey JZ, et al：Neurology **76**：2112-2118，2011
9）Hata J, et al：J Neuro Neurosurg Psychiatry **76**：368-372，2005
10）二木　立：リハ医 **19**：201-221，1982
11）藤野雄次：理療科 **27**：421-425，2012
12）Swayne OB, et al：Cereb Cortex **18**：1909-1922，2008
13）樋口謙次ほか：総合リハ **34**：185-188，2006
14）樋口謙次ほか：理学療法学 **35**：313-317，2008
15）井所拓哉：理療群馬 **24**：1-8，2013
16）堀　順ほか：理学療法学 **42**，2015
17）堀　順ほか：理学療法学 **39**，2012
18）Podsiadlo D, et al：J Am Geriatr Soc **39**：142-148，1991
19）Sundseth A, et al：Stroke **43**：2389-2394，2012
20）The AVERT Trial Collaboration group et al：Lancet **386**：46-55，2015
21）Meijer R, et al：Clin Rehabil **17**：119-129，2003
22）近藤克則ほか：日本公衛誌 **7**：342-550，1999
23）伊藤郁乃ほか：Jpn J Rehabil Med **48**：561-565，2011
24）Baird AE, et al：Lancet **357**：2095-2099，2001
25）八木麻衣子ほか：理学療法学 **39**：7-13，2012
26）Celik C, et al：Disabil Rehabil **28**：609-612，2006
27）日本語版 EuroQOL 開発委員会：医療と社会 **8**：109-123，1998
28）Post PN, et al：Stroke **32**：1425-1429，2001
29）江藤文夫ほか：日老医誌 **37**：554-560，2007
30）池田俊也ほか：保健医療科 **64**：47-55，2015
31）斎藤潤ほか：リハ医学 **47**：479-484，2010
32）Hashimoto K, et al：Neurorehabil Neural Repair **21**：353-357，2007
33）阿部千恵ほか：理学療法学 **31**：130-134，2004
34）田中秀明ほか：理療科 **28**：253-256，2013
35）鬼頭智宏ほか：J Clin Phys Ther **14**：63-70，2012
36）北地雄ほか：理療科 **29**：25-31，2014
37）Nakao S, et al：J Med Invest **57**：81-88，2010

（樋口謙次，木山　厚，中村高良，保木本崇弘，堀　　順）

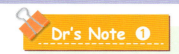

## 麻痺に対する最新の治療法

　おおよそ脳卒中後の麻痺の後遺症に関しての報告は，Duncanら[1]のように以前から変わっていない．麻痺のプラトーが先にきてその後，ADL もプラトーになり，軽度麻痺で約1ヵ月，中等度麻痺で約2ヵ月から3ヵ月でプラトーになる．しかしながら，図1からみてもわかるように，数ヵ月でプラトーになる麻痺も，発症後約1ヵ月間は麻痺の改善度は極めて高いことがわかる．それは，発症から2～3週以内が運動麻痺回復のために非常に重要な時期であり，この時期にいかに残っている運動野や皮質脊髄路の興奮性を高めるかが大事であることを述べているに等しい．

　脳卒中にならないように予防することが大切であるが，脳卒中になった場合，急性期の治療が，「麻痺に対する最新の治療法」にもなる．脳損傷を少なくすればそれだけ，麻痺や高次脳機能障害が軽減するからである．日本の場合，脳卒中の約 2/3 は脳梗塞である．2005 年10 月に，推奨投与時間が発症後 4.5 時間以内である血栓溶解療法，つまりはプラスミノゲンの作用を増強することで血栓を強力に溶かす酵素である t-PA（tissue-plasminogen activator：組織プラスミノゲン活性化因子）の使用が保険収載された．また，原則 t-PA が無効もしくは適応外で，発症から 8 時間以内の脳梗塞患者に対して，それぞれ 2 つの血栓回収用デバイスが，2010 年 10 月と 2011 年 10 月に保険収載された．治療成績も目覚ましいものがある．そして，この時間的制限の環境を整えるためにも脳卒中の啓発や救急車搬送システムなどの変革も行われている．今後，骨髄由来の骨髄間葉系幹細胞などの再生医療も特に急性期において進んでいく．しかしながら，すべての面においてリハビリテーションの併用の重要性も質や量の面で熟考が必要になることも確実である．急性期におけるリハビリテーション介入は，時期が早いほどその効果が高い．脳梗塞の場合，発症から数週間以内には組織的な修復がみられるので，この動いている時期には，治療的介入に敏感に反応する．全身状態を管理しながら，できるだけ，理学療法は端座位，立位，歩行訓練を施行することが将来の予後に大きく影響することを認識してほしい．

　2000 年に開始となり，2014 年には全国に 7 万床を超えた日本独自の回復期リハビリテーション病棟の仕組みも質や量の問題で地域差はあるが，訓練を多くできる点では，「麻痺に対する最新の治療法」の後押しになっている．

　運動野や皮質脊髄路の興奮は急速に減弱して発症 3 ヵ月までには消失する．その後の麻痺の回復は，できあがったもので皮質間の新しいネットワークの興奮性依存になる．我々は，2000 年から脳

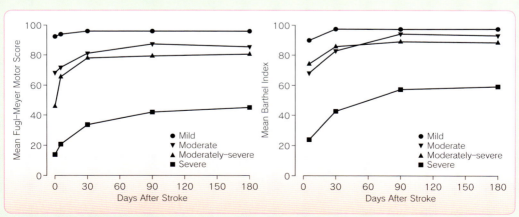

**図1　脳卒中の機能予後**　　　　　　　　　　　　　　　　　　　　　　　　（文献1より引用）

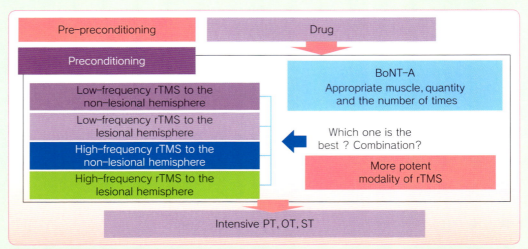

図2　Taylor-made Intensive Neurorehabilitation

　損傷モデルラットでの脳機能画像の結果を基盤に臨床応用し，直接損傷した脳を刺激できる反復性経頭蓋磁気刺激（Repetitive Transcranial Magnetic Stimulation：rTMS）を用い，集中的リハビリテーションと併用することによって運動麻痺や失語症が改善することを，脳機能画像を用いてネットワークの興奮性の変化として証明している．

　脳卒中における，急性期や回復期のリハビリテーションだけでなく慢性期のリハビリテーションの重要性も，いうまでもない．機能改善が著しく求められる時期とステレオタイプに行うのではなく，適応基準をしっかり守り，質の高い高頻度高負荷が望ましいが，脳卒中患者に対する正しい理学療法・作業療法・聴覚言語療法によって，我々は，患者に対するそれぞれの訓練の効果を上げるために図2に示すように，Taylor-made Intensive Neurorehabilitationを行っている[2,3]．Pre-preconditioningとして，薬剤を投与し，アトモキセチンやレボドパやアマンタジンなどの有効性を示している．また，Preconditioningとして，rTMSやボツリヌス療法（Botulinum toxin type A：BoNT-A）を施行し，多くの欧文論文でその成果を示している．

▶文　献
1) Duncan PW, et al：Stroke 23：1084-1089, 1992
2) Sasaki N, et al：Acta Neurol Belg 117：189-194, 2016
3) Kakuda W, et al：Transl Stroke Res 7：172-179, 2016

（東京慈恵会医科大学リハビリテーション医学講座　安保雅博）

# 2 人工股関節全置換術（THA）後の理学療法

## A 定義

### 変形性股関節症とは

『変形性股関節症診療ガイドライン』（2016年）では，以下のように述べられている．変形性股関節症に関する臨床あるいは疫学研究を行うにあたっては，明確な診断基準のもとに患者の選択がなされるべきである．しかしながら実際のところは，世界的にコンセンサスの得られている明確な診断基準は存在しておらず，いくつかの診断基準に該当するものが存在し，それらが適用されているのが現状である．

米国リウマチ学会基準（ACR基準）は，股関節痛を訴える種々の患者の臨床的所見をもとに，股関節症の診断において感度と特異度の組み合わせがもっとも高くなる臨床的所見を導き出した研究結果から設定されている．股関節痛があり，かつ①赤血球沈降速度（ESR）＜20 mm/時，②大腿骨頭あるいは臼蓋の骨棘形成，③関節裂隙の狭小化，の3項目のうち2項目以上が該当するもの，というシンプルな内容からなっている．ESRの項目が入っていることにより，関節リウマチなどの炎症性疾患との鑑別には有用な基準である．一方，Kellegren and Lawrence（K/L）grade，Croft grade，最小関節裂隙幅（MJS）などは，X線所見だけを唯一の診断根拠として扱っている基準である．K/L grade，Croft gradeはいわゆる病期分類であり，重症度に応じて段階付けがなされている．

現時点では，わが国においても明確な診断基準は存在せず，あいまいな状態になっている．

### 人工股関節全置換術とは

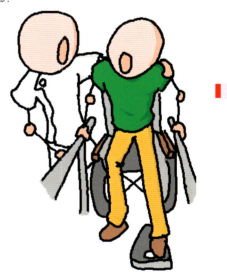

『今日の理学療法指針』（2015年）より

- 人工股関節全置換術（total hip arthroplasty：THA）は，ボール＆ソケット型の股関節を模して骨盤側にソケットを，大腿骨側にボールを固定することで股関節の機能を回復させる手術である．
- THAの手術適応は，一般的に50歳以上の進行期・末期股関節症であるが，近年ではインプラントの改善やコンピューター支援手術などの確立に伴い長期治療成績が向上しており，対象年齢は広がる傾向にある．

---

変形性関節症は，理学療法士が対象とする疾患の第2位であり，近年の人工関節や手術の進歩により術後早期からの歩行と在院日数の短縮，そして術後成績の向上が示されている．なかでも，股関節は多軸関節であるため運動要素が多く，筋活動や運動の再構築を進めるうえで理学療法の重要性が高く評価されている．当院では，これまでに90歳代の手術後理学療法を行った経験もある．一方で，加齢に伴い骨が脆弱となった症例や再置換術施行例に対する術後の依頼もみられる．

## B 基礎データ

### 1) 診断名

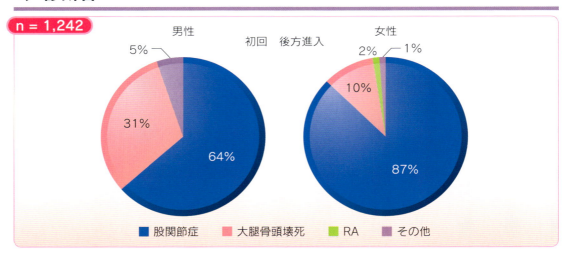

#### データから言えること

東京慈恵会医科大学（慈恵医大）における初回 THA の手術診断名は，一次性と二次性を合わせると，変形性股関節症が 87％を占める．男女比をみると，女性では一次性，二次性を合わせた股関節症が 90％以上を占める．男性では同 64％となり，大腿骨頭壊死の割合が 31％まで増加する．

#### 文献と照らし合わせて言えること・考えられること

日本人における一次性股関節症の頻度は 1〜4％程度との報告が多く，年々増加しており，なかには，大腿骨寛骨臼インピンジメント（FAI）などのような臼蓋形成不全以外の骨形態異常をもつ症例も存在していると考えられ，潜在的な症例数はさらに多いと考えられる．日本人工関節学会 THA レジストリー統計 2013 では，二次性股関節症はおよそ 81％と報告されており，我々とおおむね同じ結果である．男女の比較でみると，女性は，骨盤の形状や，骨強度，筋力，出産などの複合的な因子により股関節症を発症しやすいと考えられている．

#### 海外との違いがありますか？

米国での THA は，年間で日本の約 2.7 倍行われている．欧米では一次性股関節症が多い傾向にある．日本の場合は，二次性股関節症が多く，これは，欧米人との体型や，生活習慣の違いによるものと考えられている．臨床的には，骨の変形程度が強い，軟部組織の拘縮が強い，その結果として姿勢異常や跛行が著しいといった特徴はおおむね変わらない．

## 2) 年齢と性別

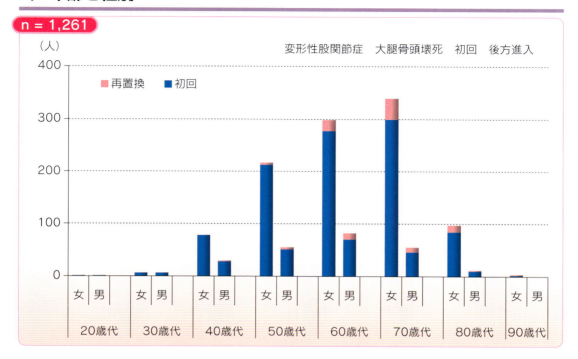

### データから言えること

　初回 THA の平均年齢は 65±11.4 歳で，再置換平均年齢 71±9.1 歳である．全体の男女比では，女性が 80％と圧倒的に多いが，40 歳代以下の若年層では男女比に大きな差はみられない．男性では大腿骨頭壊死や外傷など比較的若年層で罹患する疾患が多い．

### 文献と照らし合わせて言えること・考えられること

　日本の変形性股関節症の有病率は 1.0～4.3％で，男性は 0～2.0％，女性に 2.0～7.5％と女性で高く，この傾向は THA 施行患者の男女比と合致している．また，一次性，二次性を合わせた股関節症の発症年齢は平均 40～50 歳であると報告されている．初回 THA の平均施行年齢は 65 歳前後であることから，多くの症例が股関節痛などなんらかの症状を自覚しながらも保存的治療もしくは関節温存術などで長期に渡り経過している場合が多い．これはインプラントの耐久性の問題と密接に関係している．

### Q&A　THA の耐久性は？

　セメント THA のインプラント生存率は，10～15 年で 85～100％，20～25 年で 60～87％であり，セメントレス THA の 10～15 年生存率は，ソケットで 69～100％，ステムで 88～100％と報告されている．臨床成績については様々な意見があり，統一した見解は得られていない．

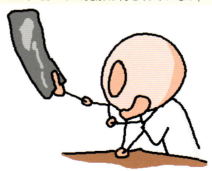

## 3）在院日数

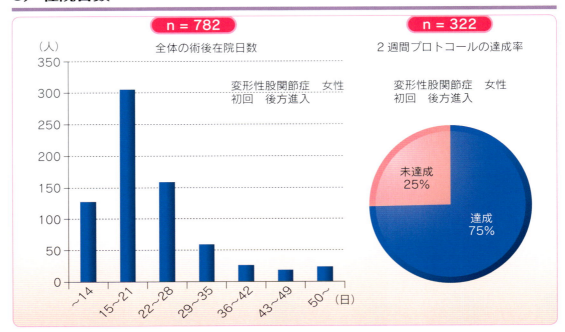

### 👉 データから言えること

初回 THA 患者の平均在院日数は，22.3±10.6 日，中央値は 19 日，再置換患者の平均在院日数は 40±15 日であった．慈恵医大では 2 週間プロトコールであり，術後 17 日までの退院達成率は 75％程度であった．一方，高齢や併存疾患（糖尿病，慢性腎臓病，免疫疾患など）がある場合には 2 週間プロトコールを逸脱する場合がある．

### 👉 文献と照らし合わせて言えること・考えられること

術後 2 日目の荷重以降早期退院を実現している．術後 2 週間前後での退院プロトコールが一般的[1,2]であるが，回復期病棟への転院もある．西山ら[3]は BMI が 30 以上の症例が 30 未満の症例と比べて歩行獲得までの日数が有意に長いことを報告しており，在院日数に影響する可能性が示唆される．

### Q&A プロトコールについて教えてください．

後方進入法における 2 週間プロトコールでは，術後 1 日目に車椅子乗車，術後 2 日目にドレーン抜去，起立・歩行練習を開始する．多くが T 字杖歩行で退院する．骨の脆弱性がある場合は荷重スケジュールを遅らせることがある．

### Q&A 術後はいつまで脱臼に注意すればよいでしょうか？

後方進入による初回 THA 後の脱臼率は 1～5％，再置換後は 5～15％とされており，ほとんどの脱臼は，術後 3 ヵ月以内に起こるとされている．1 度脱臼すると 2 回以上脱臼する可能性は約 40％である．軟部組織による十分な固定性が得られる術後 3 ヵ月間程度までは，生活動作に特に注意をする必要がある．

## 4) JOA スコア

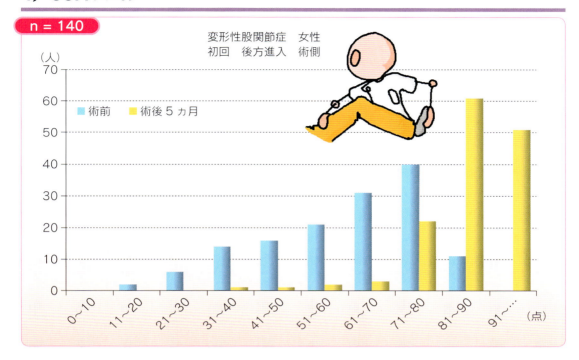

### データから言えること

JOAスコアは疼痛，可動域，歩行能力，日常生活動作の項目からなり，左右各100点満点で，患者の重症度を示している．術前は疼痛も強く，活動を制限されるが，術後は痛みや活動性の改善によりスコアも改善を示す．

### 文献と照らし合わせて言えること・考えられること

先行研究では初回でも再置換でも術後1年でJOAスコアはプラトーに達しているが，筋力，ADL，歩行能力は継続して改善すると報告されている[4]．また，術前のJOAスコアは身体活動量と相関していることから，患者の日常生活の活動量が推測できる．

### Q&A 術前のJOAスコアは何の影響を受けるのでしょうか？

JOAスコアは就業状況や家庭環境因子，疼痛の影響を受けやすい．JOAスコアを評価項目として使用する場合には，これらのアウトカムがJOAスコアに及ぼす影響や天井効果を考慮した方がよい．

## C 採用している評価項目とレビュー

### 1) 関節可動域（ROM）

　THA前後で股関節のROMは劇的に改善する場合が多い．術前のROM制限の原因は関節裂隙の狭小化などの骨性の制限因子やそれに伴う安静時痛や運動時痛である．しかし，THA後は股関節周囲の軟部組織が主な原因となる．ADLの阻害要因を検討するには不可欠な項目である．

### 2) 踵引き寄せ距離

　股関節の複合的な可動性を評価する簡便な指標である．対側下肢上を開排させながら踵をASISに向けて移動させた時の移動距離（A）を対側下肢長（B）に対する割合で表す[6]．

臨床的おすすめ度★★★

### 3) 靴下着脱方法，爪切り動作方法

　THA後のADLでは，足先に手を伸ばすような靴下着脱動作や爪切り動作などに難渋する場合が多い．しかし，ひとえに靴下着脱動作方法や爪切り動作方法といっても，屈曲法，開排法，内旋法など患者の身体機能の状態によって多様である．また我々の先行研究では，THA後の靴下着脱の可否に関しては術前の動作の可否に影響されることが判明しており，術前よりこれらの動作の可否やその動作方法を評価する必要がある．

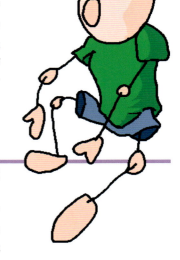

### 4) HHDによる股関節外転筋力

　Hand-held dynamometer（HHD）を用い，股関節中間位での等尺性股関節外転筋力を計測し数値化することで経過を追うことができる．術前の評価および術後経過の評価において，若年者でも高齢者であっても同様に筋力の改善が得られることがわかっており，外転筋力の経時的な変化を評価することは重要である．さらに，患者各自の体重および大腿長で標準化することで，他の患者と比較することができ，筋力評価を通じた目標設定としても有用である．

### 5) 歩行速度，片脚立位機能検査（T/D-sign）

　歩行速度は，等尺性筋力や術前の活動度と関連することが示されており，筋力や移動能力を簡便に把握することができる指標である．一方で，股関節疾患患者の歩行における問題点は歩容である．外観の要素のみならず，設置したインプラントの摩耗にも影響する可能性がある．そのため，当院では片脚立位保持機能を評価し，片脚立位保持時に術側・対側に体幹や骨盤が2横指以上傾斜した際にsignありと判断している．

## 6）問診（票）

　変形性股関節症の臨床症状としては，股関節痛が主体となることが多く，その影響から立ち上がりや歩行などの動作が困難となり，活動性が低下する．また，THA後は，脱臼予防に留意しなければならず，我々はその観点から動作を指導し，実践できる能力の獲得へ導く必要がある．また，退院後は社会復帰を目指す患者が多く，跛行があると劣等感を感じることが予想され，外出の機会が減る場合がある．これらの生活動作や活動は，我々が十分に安全で自立していると判断していても，患者自身が自信をもてなければ日常生活で実践されることはない．したがって，患者の視点に立った評価を行うことは，生活の質（QOL）の向上に繋がる可能性がある．

　股関節疾患患者における既存の評価指標には，西洋の生活様式に基づいて評価をするWestern Ontario and McMaster Universities Osteoarthritis Indexや，医療者側が患者を評価するHarris Hip Scoreがある．しかし，これらの評価票では，日本人特有の生活様式を患者の主観で評価することは難しい．近年では，日本人特有の動作である和式トイレや床からの立ち上がりを含む評価票となっている日本整形外科学会股関節疾患評価質問票（JHEQ）が開発され，患者のQOLに重点をおいたアウトカム評価が一般的になっている．当院の問診票の特徴としては，生活動作においては，和式の生活動作以外にも車の乗降や荷物を持つなどのIADL動作，疼痛では階段昇降，満足度では歩き姿など他の評価票では尋ねていない項目を評価できることが挙げられ，幅広くTHA後の状態を知るためにこの問診票を採用している．

臨床的おすすめ度★★★

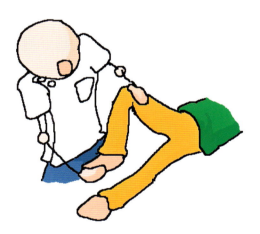

## D 臨床データ

### 1）関節可動域（ROM）

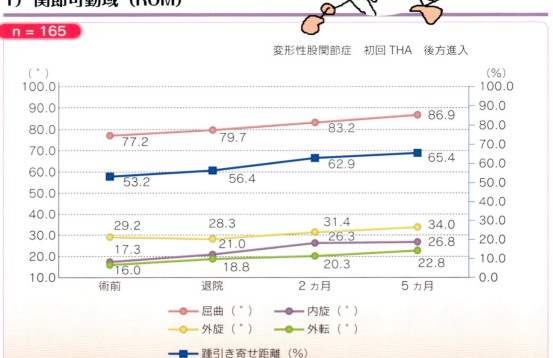

### データから言えること

術前から屈曲，外転，外旋，内旋制限があるが，術後は屈曲，外転，外旋，踵引き寄せ距離では緩やかな改善を示している．変形性股関節症は罹患期間も長いため，術後のROMの改善は術前のROMの程度，生活様式に左右される．

### 文献と照らし合わせて言えること・考えられること

変形性股関節症は股関節の内旋制限（時に外旋制限）が特徴的であると報告されている．またBierma-Zeinstraら[7]は，関節裂隙2.5 mm以下の軽症例では外旋制限が，1.5 mm以下の重症例では内旋，外旋，内転制限があったとしている．したがって，その症例の罹患期間や病期から股関節の可動域制限の有無を推測できる．一方，大腿骨頭壊死症やRA患者の場合は変形性股関節症と罹患期間や病態が異なるため，図のような術後の経過とは異なり，疼痛の改善とともに顕著に改善を示す場合もある．

### Q&A その他のROMは評価したほうがよいの？

Hip-spine syndromeやcoxitis kneeなど股関節の機能不全が腰椎や膝関節に影響を及ぼすことが知られている．したがって腰椎の前彎や骨盤の前後傾，仙骨のうなづきや回旋，膝関節の内外反の変形の程度を評価するとよい．

# リハビリテーションスタッフ必携 南江堂の新刊・好評書籍

## PT・OT基礎固め ヒントレ式トレーニング 基礎医学編

■編集 ヒントレ研究所

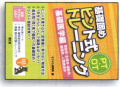

B5判・526頁 2015.3 ISBN978-4-524-26183-3 定価（本体3,500円＋税）

日頃の学習で記憶を定着させ、"答え"を思い出しやすくするトレーニングのためのテキスト。PT・OT共通の基礎科目（解剖・生理・運動・病理・人間発達学）の重要ポイントおよび国試の出題傾向に即したふさわしい解説、図表、一問一答問題の繰り返しで、試験対策に加え国試へのスムーズな準備ができる。

## PT・OT基礎固め ヒントレ式トレーニング 臨床医学編

■編集 ヒントレ研究所

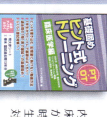

B5判・484頁 2015.3 ISBN978-4-524-26184-0 定価（本体3,500円＋税）

内科・神経内科・整形外科・リハビリテーション概論・臨床心理・精神医学の科目を収載、予習復習に活用しながら、巻末の国試過去問題で学力を試し、1・2年生の時のうちから国試対策に取り組むことができる。受験生の短期集中学習にも最適。基礎を固め、他の国試対策書への橋渡しとなる1冊。

---

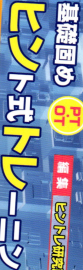

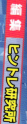
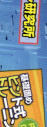

▶答えが思い出しやすくなる"ヒントレ"で、知識・用語の記憶をしっかり定着
▶1年生からヒントレで基礎はばっちり！
▶過去問1問1答で、国試を見据えた定期試験対策

## 高次脳機能障害リハビリテーション
### 国立障害者リハビリテーションセンターで社会復帰をめざす

■編集 飛松好子・浦上裕子

2016.11 ISBN978-4-524-26496-4 定価（本体4,600円＋税）

脳機能障害の医学的専門知識、障害の評価とアプローチ、職種別の役割、社会生活を支援する制度やサービスなどを臨床的視点から平易に解説。国立障害者リハビリテーションセンターのリハビリテーションスタッフを執筆陣とし、現時点での高次脳機能障害リハの最も信頼性の高い臨床テキストをめざした。

---

## PT・OT国家試験共通問題
### 頻出キーワード1800

PT・OT国家試験共通科目の過去問題15年分から、「これだけは覚

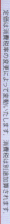

## ナニコレ？ 痛み×構造構成主義
### 痛みの原理と治療を哲学の力で解き明かす

● 著　阿部泰之

"構造構成主義"という哲学から痛みを捉えようとする新たな試みの書。理論の書。臨床に痛みを解説し、さらに、臨床に役立たせる実事例を提示。親しみやすいイラストと提示で、痛みをやさしく"哲学"する。

■A5判・160頁　2016.6.　ISBN978-4-524-26587-9　定価（本体 2,800円＋税）

## 理学療法スタートライン はじめての臨床
### 脳血管障害

● 編集　新田 收・八木麻衣子・大谷 健

誰もが遭遇する疑問やつまずきに対処する力を養うための入門書。

■A5判・238頁　2010.6.　ISBN978-4-524-26011-9　定価（本体 3,800円＋税）

## 理学療法スタートラインはじめての臨床
### 運動器疾患

● 編集　新田 收・八木麻衣子・大谷 健

機能解剖や疾患別リハプログラムなども提示。

■A5判・246頁　2011.12.　ISBN978-4-524-26346-2　定価（本体 3,800円＋税）

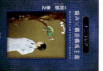

## 痛みの考えかた
### しくみ・何を・どう効かす

● 著　丸山一男

痛みのメカニズムを把握することにより、幅広い痛みの種類を理解し、さらに痛みを止めるしくみや耐性、プラセボまで自然と理解できる。親しみがあり解説と豊富なイラストで「痛み」を楽しくマスター。

■A5判・366頁　2014.5.　ISBN978-4-524-26397-4　定価（本体 3,200円＋税）

## 誰でもわかる動作分析
誰でも動作分析を身近に感じられる、動作分析の入門書。

■A5判・132頁　2008.8.　ISBN978-4-524-25054-7　定価（本体 2,000円＋税）

## 誰でもわかる動作分析 II
これで動作分析を思考し理解できました

● 監修　村井貞夫　● 編著　小島正義

■A5判・186頁　2010.6.　ISBN978-4-524-26256-4　定価（本体 2,300円＋税）

## 誰でもわかる動作分析 III
実践形式！バイオメカニクスのモンロー口授業

● 監修　村井貞夫・竹田浩樹　● 編著　小島正義

■A5判・166頁　2012.3.　ISBN978-4-524-26808-5　定価（本体 2,300円＋税）

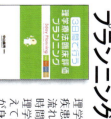

## 3日間で行う 理学療法臨床評価 プランニング

● 編集　中山恭秀

理学療法士が遭遇する10疾患を中心に、初期評価の流れを3日間にまとめた。時間内に効率よく、活発な理学療法、患者の生活を考えて評価プランを立てる力が身につく、よく使う評価法も収載。

■B5判・208頁　2013.6.　ISBN978-4-524-26814-6　定価（本体 3,800円＋税）

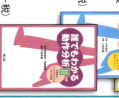

南江堂　〒113-8410 東京都文京区本郷三丁目42-6（営業）TEL 03-3811-7239 FAX 03-3811-7230 www.nankodo.co.jp

## 2) 靴下着脱能力（開排法）

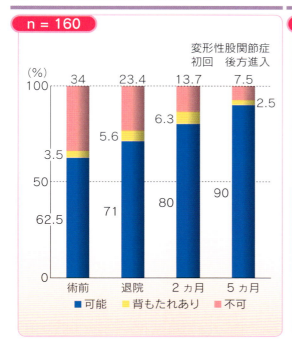

## 3) 爪切り動作

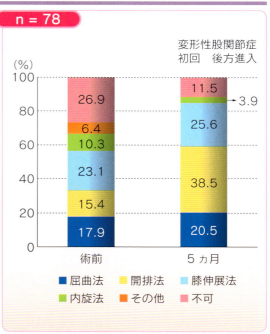

### データから言えること

　端座位開排法による靴下着脱能力は術後から徐々に改善を示し，術後5ヵ月では全体の90％の患者が靴下の着脱が可能となった．爪切り動作に関しては，術前は30％前後の人が困難であったが，術後5ヵ月になると約80％以上の人が可能となった．爪切り動作は靴下着脱よりも足先への視野を確保しながら行うため大きな可動域を必要とし，代償方法は様々である．

### 文献と照らし合わせて言えること・考えられること

　我々の先行研究では，術前での踵引き寄せ距離が対下肢長の53.9％（およそ膝蓋骨より上方に移動できる）以上であれば術後2週以内に靴下着脱が可能となる．一方，術後に踵引き寄せ距離が対側下肢の50％以上あっても靴下着脱が困難な場合は，胸椎の回旋や腰椎の屈曲の可動性を評価するなど全身的な視点で患者を評価することが必要である．

### Q&A　下肢へのリーチ動作（靴下着脱や爪切り動作）における動作分析の視点は？

　下肢へのリーチ動作が困難な時は，股関節以外にも胸椎，腰椎の屈曲や回旋，足関節背屈の制限など，股関節以外の制限因子がないかどうかを全身的な視点で患者を評価することが必要である．

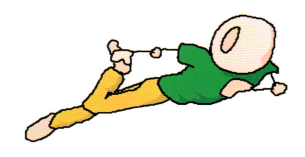

## 4) 股関節外転筋力

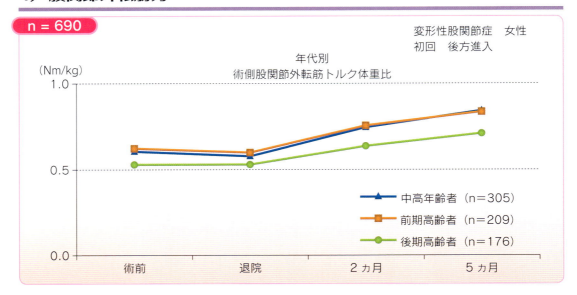

### 👉 データから言えること

術側の外転筋力は非術側と比較し術前および退院時には低値であるが，退院時以降に向上し術後2ヵ月には非術側と同程度となる．術側のみに着目すると，後期高齢者においては中高年や前期高齢者と比較して全時期にわたって低値ではあるが，年代を問わず退院後に向上することがわかる．若年者でも高齢者であっても同様に筋力の改善が得られており，侵襲部位の回復の程度を考えるうえでも，外転筋力の経時的な変化を評価することは重要である．

### 👉 文献と照らし合わせて言えること・考えられること

先行研究においても等尺性股関節外転筋力に関しては多くの報告があり，当院の退院時期である術後3週以降に向上することが示されている[8]．また，当院のデータは進入法別の筋力推移を比較した調査[9]とも近似した経過をたどっている．

### Q&A 筋力測定の際のポイントはありますか？

測定方法は，背臥位で踵遠位をベッド端から出した状態となり，HHDを大腿遠位端にベルトにて固定し，検者の固定肢は被験者に触れないよう配慮したうえで，5秒間の等尺性筋力を計測している．

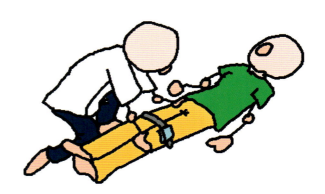

## 5) 歩行速度・片脚立位保持機能

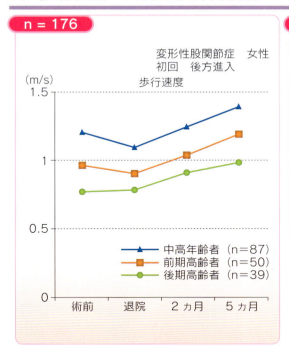
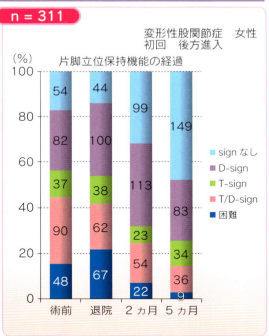

### データから言えること

　歩行速度は全体の平均として，退院時に 0.83 m/s，術後 2 ヵ月が経過すると 0.96 m/s まで改善し，屋外での移動においても支障のない生活に近づく．年代による歩行速度の違いはあるがどの年代においても経過と共に歩行速度が向上していることが分かる．

　片脚立位保持機能において sign ありは経過の中で減少していくことがわかる．しかし，術後 5 ヵ月の時点でも約半数の症例が何らかの sign を呈しており，特に D-sign においては残存する傾向が高い．

※ T-sign：Trendelenberg 徴候，D-sign：Dejerine 徴候

### 文献と照らし合わせて言えること・考えられること

　一般的に歩行速度は膝関節伸展筋力との関連が認められている．THA 後の高齢者においても術後 5 ヵ月時点には 1.0 m/s 以上の速度となり地域在住健常高齢者[10]と相違ない結果である．

### 片脚立位時の異常 sign を改善させるためにはどうすればよいですか？

　歩行立脚期を安定させるために股関節外転筋力や片脚立位保持機能が必要である．安定した片脚立位保持が可能となる症例の股関節外転筋力の平均値は術後 5 ヵ月で 0.90 Nm/kg であり，この値が目標値になる．また，片脚立位保持機能を高めるには内転筋力やバランス，体幹の安定性なども関与すると考えられるため，多角的に捉えた介入が必要である．

## 6）問診（生活動作）

n=100

術前に苦労している動作と術後の経過
変形性股関節症
女性　初回　後方進入

第1位　足の爪を切る（82.0%）
第2位　階段を上る（80.0%）
第3位　歩行（78.0%）
第4位　床の物を拾う（77.0%）
第5位　靴下を履く（74.0%）

（できない割合で示す）

術後経過（できない割合で示す）
■ 術前　■ 退院　■ 2ヵ月　■ 5ヵ月

**データから言えること**

結果より，爪切り動作など股関節の可動性を必要とする動作は，退院時には術前よりも苦労する傾向を認め，術後5ヵ月が経過しても困難な場合が多い．歩行や階段を上る動作は，筋力やROMの改善に伴い徐々にできないと感じる傾向が少なくなっていく．

**文献と照らし合わせて言えること・考えられること**

過去の研究では，退院後1ヵ月は，元々のROM制限の残存や脱臼に対する動作制限がADL能力の低下を引き起こしており，術前後の筋力低下を改善するためには長期間にわたる計画的な理学療法が必要と報告されている[14]．当院の問診表の結果からも，足の爪を切る，階段を上る，歩行が苦労する動作として挙げられ，過去の研究と同様の結果である．

**Q&A　退院時は，生活動作はどの程度行えるようになる？**

基本動作（寝返り，起き上がり，立位）や歩行は，退院時までに行えるようになる．しかし，股関節の可動域を要する靴下の着脱，足の爪切り，床に座るなどの動作は退院時には十分に獲得できないことも多い．これらの動作は術後徐々に改善し，術後5ヵ月では多くが行えるようになる．

## 7) 問診（疼痛）

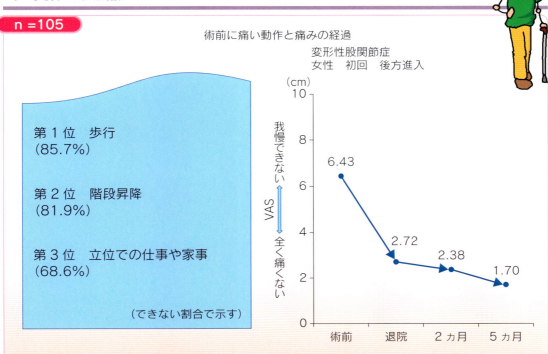

**データから言えること**

変形性股関節症の患者の多くは，患側に荷重がかかる動作で痛みを感じていることがわかる．その割合は，歩行と階段昇降で最も多い．術後経過より，退院時には股関節の痛みは大きく改善を認め，5ヵ月にかけてさらに減少している．

**文献と照らし合わせて言えること・考えられること**

本データからも歩行や階段昇降時などの患側に荷重がかかるような動作で疼痛を訴える傾向があることがわかる．THAは除痛効果と機能障害改善に優れた手術[15]であり，これらの疼痛は，手術によって大幅に軽減する．

**Q&A　痛みが強い場合，痛みを軽減させるためにはどうする？**

杖や手すりの使用や二足一段での昇降を促すことで患側にかかる負担を軽くする．家事については，可能な範囲で立ち座りの機会を減らし，座位で行うなどの動作指導や環境調整を行うことで疼痛を軽減することができる．

**Q&A　慈恵医大で使用している問診表は既存の問診表と何が違う？**

当院で使用している問診表の信頼性と妥当性については検討しており，高い信頼性を認めている．妥当性に関しては，構成概念妥当性[16]と術後2ヵ月以内の患者を対象に日本整形外科学会が提唱しているJHEQと基準関連妥当性を検討しており，生活動作項目，疼痛項目，満足度項目，すべての合計点に分類して検討を行い，0.6〜0.7の相関を認めている．

## 8）問診（満足度）

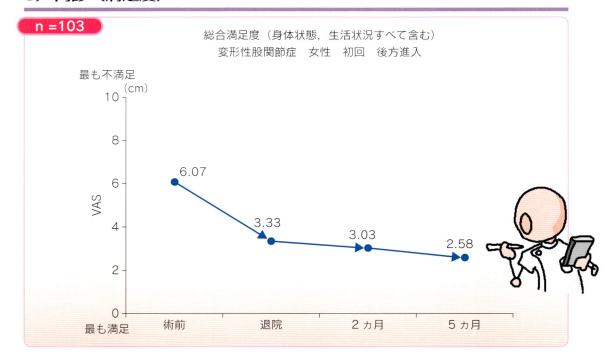

### データから言えること

術前は，平均値が 6.07 cm と不満足の割合が多い．術前から退院時にかけて満足度は大幅に改善し，その後は 5 ヵ月にかけて緩徐に満足度が向上していく．

### 文献と照らし合わせて言えること・考えられること

THA 後は疼痛や歩行障害の改善により生活動作の拡大が期待されるが，患者が脱臼への不安から生活動作を制限することもある．術後 1 年になると人工関節に慣れ，仕事や人との交流を活発に行うなど活動は拡大していることが明らかになっており，満足度は徐々に向上していくと考えられる[17]．

### Q&A 総合満足度には何が最も影響する？

総合満足度に影響を与える要因としては，術前と退院時では生活動作満足度，疼痛，脚長差の有無であり，術後 2 ヵ月では生活動作満足度のみが大きく影響すると報告されている[19]．術後 2 ヵ月では疼痛などの機能的な障害因子は改善するが，爪切りや靴下着脱，床に座るといった股関節の大きな可動性や脱臼リスクを伴う動作を獲得できていないことが影響している．

## 9) 問診（歩容・外出の満足度）

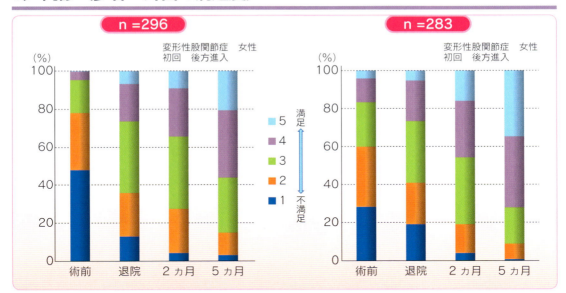

### データから言えること

歩容や外出に対する満足度は、術前の低値と比較し退院時に大きく向上する。そして、筋力が改善し、外出頻度が増える術後2ヵ月、術後5ヵ月にかけゆっくりと向上していく。

### 文献と照らし合わせて言えること・考えられること

術後にデュシェンヌ歩行などの跛行が残存し、歩行中の体幹動揺が増大するほど、歩容満足度が低いことが明らかになっている[20]。術後6週頃までのADLは脱臼予防や歩容の悪さなどにより制限されたり、患者自らが活動を制限している可能性も報告されている[21]。

### Q&A 退院後も杖を使用する必要はある？

長期的に股関節の健康を保つという目的から杖の使用は推奨されるべきである。術後にデュシェンヌ歩行などの跛行が残存すると報告されているため、体幹動揺を減じて歩容満足度を高める目的に杖を使用することも重要な手段になる。

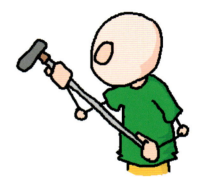

## E 理学療法関連学会における潮流

### 1) 2000年以前の潮流

#### ■人工股関節の誕生

　人工股関節は，1960年代にCharnleyにより人工股関節が開発されて以来，急速に世界に普及していった．わが国にも1980年代半ばから徐々に導入され始め，それに伴い人工股関節術後の後療法に関する研究や術式の違いによる術後機能の比較検討が整形外科医を中心に進められていった．セメントレス人工股関節はインプラントの初期固定性の問題から比較的長い安静期間が設定されていたため，理学療法の開始は術後1週からであり，荷重に関しては術後3週から部分荷重を開始するというプロトコールは珍しくなかった．

#### ■理学療法士による研究

　1990年代になるとインプラントの改良により初期固定性が改善し，術後の廃用予防，合併症予防の観点から理学療法の早期介入，早期荷重が重要視されるようになった．それに伴い理学療法士によるTHA周術期における研究が進み，早期介入による理学療法の有効性を検討する研究や後療法プログラムの効果を比較検討する研究が報告されるようになった．医学的研究のデータベースである医中誌にて理学療法士協会が監修する雑誌である『理学療法学』における1977〜2000年の人工股関節に関する原著，会議録を検索したところ，27件が抽出された．それらを研究内容から大項目に分類したところ，術後の股関節外転筋筋力の回復に関する研究が4件，THA後療法プログラムの有効性に関する研究（クリニカルパスなど）が4件，筋力，可動域，歩行能力などの術後の身体機能の経過に関する研究および再置換術後の機能に関する研究が3件，脱臼予防装具に関する研究3件，その他12件であり，歩行分析や脚長差に関する研究はまだまだ少なかった（**表1**）．筋力に関しては，臼蓋形成不全を伴い骨頭の外上方化を呈する変形性股関節症の病態から，前額面上の関節の安定化機能を有する中殿筋に着目した研究がほとんどであった．これは変形性膝関節症には大腿四頭筋の筋力強化，変形性股関節症には中殿筋の筋力強化のような疾患特異的な筋力強化の構図ができあがっていたともいえる．

**表1　『理学療法学』におけるTHAに関する研究テーマ（1977〜2000年）**

| 外転筋力の回復 | 後療法プログラム | 身体機能の経過 | 脱臼 | 他 |
|:---:|:---:|:---:|:---:|:---:|
| 4 | 4 | 3 | 3 | 12 |

　THA後のADLに関しては，1980年代後半から1990年代にかけてはTHAの術式も後側方進入などの術創部を大きく展開する術式が多く，術後の合併症である脱臼予防の観点からもADL（多くは靴下着脱動作）と術後機能の関係を検討する研究も徐々に増え始めた．

　2000年以前のTHAに関する研究は，股関節に着目した局所的，筋力や可動域をアウトカムとする量的研究を中心に展開されていった．

## 2) 2000年以降の潮流

### ■人工股関節の進化

2000年以降になると術式も今までの術創部を大きく展開するものから最小侵襲法（minimally invasive surgery：MIS）によるTHAや，年齢や職業に応じてしゃがみ込みが容易な前方進入法などによるTHAも増加していった．インプラントにおいても改良が急速に進み，患者個々の骨形態に応じてインプラントの前捻角やオフセットを変えられるモジュラータイプのインプラントの普及や，ステムヘッドを小骨頭から大骨頭にすることで脱臼例が激減した．このような医療技術の革新によりTHAの入院期間はいっそう短縮し，周術期における理学療法は短い入院期間における機能改善やADL獲得を主眼として展開されていった．

### ■EBM時代のリハビリテーション

一方，社会情勢的にも高齢化が加速する中で「医療の質」に対する関心が高まり，理学療法においても根拠に基づく効果的な医療（EBM）の提供が重要視されるようになった．2001～2014年のTHAに関する研究を前項と同様に調査，分類したところ，筋力に関する研究が38件，歩行に関する研究が35件，ADLに関する研究が18件，術後クリニカルパスに関する研究が18件，QOLに関する研究が13件，脚長差に関する研究が10件，その他109件であった（**表2**）．筋力に関しては，hand-held dynamometerなどの簡便な筋力評価機器の普及により，中殿筋以外にも大殿筋や大腿四頭筋などの術後機能の経過を検討する研究が増えた．また表面筋電図や超音波などを用いた筋機能の質的研究も広がりをみせ，筋力を電気生理学的に，組織学的に捉えようとする試みがなされてきた．歩行に関しては三次元動作解析装置を使用し，歩行中の床反力による関節モーメントを算出し，バイオメカニクスを用いた客観的な視点からTHA前後の歩行分析に関する研究が行われた．また，Hip-Spine syndromeに代表されるように股関節と股関節以外の他関節との影響を報告した研究も増加傾向にあり，股関節と身体各分節の相互関係を明らかにしようとする試みも進みつつある．一方，以前はJOAスコアなどを用いて医療者によるTHAの効果判定が多かったが，JHEQの普及により患者立脚型の評価指標が用いられるようになり，THA患者の満足度に関する研究も進められている．

このようにTHAに関する研究は量的研究から質的研究へ，主観的評価から客観的評価へ，研究目的の研究から患者回帰への研究と変遷しつつある．一滴の雫が大河となり大海にそそぎこむように，人工股関節に関する一つひとつの研究が源流となり，互いにぶつかり合い，混ざり合いながらTHAの歴史の本流となっている．

表2 『理学療法学』におけるTHAに関する研究テーマ（2001～2014年）

| 筋力 | 歩行 | ADL | クリニカルパス | QOL | 脚長差 | 他 |
|---|---|---|---|---|---|---|
| 38 | 35 | 18 | 18 | 13 | 10 | 109 |

## ▶文　献

1) 田中陽一ほか：Hip Joint **42**：132-135，2015
2) 大城裕也ほか：Hip Joint **42**：298-302，2015
3) 西山大介ほか：中部整災誌 **58**：503-504，2015
4) 加藤朋江ほか：北里理療 **5**：37-40，2002
5) 木下一雄ほか：理学療法学 **40**［Suppl］，2012
6) 吉田啓晃ほか：総合リハ **37**：759-762，2009
7) Bierma-Zeinstra, et al：J Rheumatol **29**：1713-1718，2002
8) 生友尚志ほか：Hip Joint **41**［Suppl］：135-138，2015
9) Winther SB, et al：Acta Orthop **87**：22-28，2016
10) 安藤雅峻ほか：総合リハ **41**：961-967，2013
11) 木下一雄ほか：理学療法学 **39**［Suppl］，2011
12) 相澤純也ほか：日人工関節会誌 **38**：308-309，2008
13) 池田　崇ほか：理学療法学 **37**：453-459，2010
14) 家入　章ほか：北海道理療 **25**：46-50，2008
15) 高山正伸：理学療法 **31**：911-920，2014
16) 青砥桃子ほか：Hip Joint **41**：351-355，2015
17) 赤木京子ほか：日看研会誌 **33**：121-131，2010
18) 赤木京子ほか：整外看 **16**：102-107，2011
19) 木下一雄ほか：Hip Joint **42**［Suppl］：S252-254，2016
20) 池田光佑ほか：理学療法学 **41**［Suppl］：2013
21) 中北智士ほか：理学療法学 **41**［Suppl］：2013

（木下一雄，臼井友一，青砥桃子，桂田功一，岡道　稜，吉田啓晃）

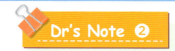

## 最新のTHA

### 1. 最新の人工股関節置換術（total hip arthroplasty：THA）がめざすもの

　THAは数ある外科的治療の中でも最も成功率が高く患者満足度の高い術式のひとつとされる．この治療法の基本的な目標は安全で確実な成功，すなわち合併症ゼロですべての患者に除痛と機能回復を獲得することである．近年ではこの目標がかなりのレベルで達成されてきたため，さらにハイレベルな「低侵襲で早期回復」という短期目標，および「30〜40年継続する機能維持」という長期目標がそれぞれ設定され，様々な研究，試行錯誤が行われている．

### 2. THAの進歩を理解する

　THAの進歩を理解するためにはインプラントテクノロジーと患者管理の両面での進歩を理解する必要がある．

#### 1）インプラントテクノロジーの進歩

　**インプラント固定**：セメント固定，セメントレス固定ともに確実な進歩を続けており，今日では初回THA後の歩行練習では特に荷重制限を行わないのが一般的である．セメントレスでは骨温存をめざしたショートステム（**図1**）でも従来の長いステム同様の初期固定性を期待できるようになっている．

　**摺動面の素材，骨頭径，摩耗と脱臼**：これらは相互に関連し合い，臨床と密接に関連する重要な因子であり，ある程度理解しておく必要がある．一時期，低摩耗，高可動域で脱臼しにくいとして大径骨頭のメタル・オン・メタルTHAが期待されたが，この構造は骨頭とネックの金属結合部に負担をかけて重篤な金属合併症を生じやすいことが判明した．現在，摺動面の組み合せはコバルトクロム合金またはセラミックの骨頭に架橋加工で低摩耗化されたポリエチレンが多く使用され（**図2**），一部でセラミック同士の組み合せが採用されている．骨頭径は32 mm程度が中心であり，それ以上の大径骨頭は高可動域，低脱臼の可能性をもつ一方で，ネック結合部での金属合併症リスクと高摩耗リスクが懸念され注意が必要とされている．

#### 2）患者管理の進歩

　**手術技術**：インプラントとその設置技術の両面の向上により，前述のように術後の荷重制限は不要となっている．脱臼の問題は術後の生活動作を制限しリハビリテーションの進行を妨げる要因のひとつであるが，近年では，インプラント設置の正確性の向上，股関節周囲の筋・腱を温存した進入法の導入，進入時に筋・腱を切離した場合でもその修復法の改善などにより，術後の脱臼率は大幅に低減されている．

　**患者管理**：術中・術後の患者管理についても，出血コントロール（トラネキサム酸の局所投与，全身投与），疼痛コントロール（多角的な管理を行う多様式鎮痛法の導入），術後の悪心・嘔吐の管理（使用薬剤の工夫），静脈血栓塞栓症予防（各種の抗凝固療法，物理的予防法）など，多方面での目覚ましい進歩が認められている．

　以上のようなテクノロジー，患者管理の進歩を集約することにより，北米では入院なく日帰りでTHAを行うことが現実的な目標として議論，実践され始めている[1]．

### 3. 我が国のTHAの特徴

　欧米のTHAを参考にすることは大切であるが，本邦の現状に則した最適な治療を行うことが最も重要である．本邦の患者の特徴として，原因疾患は発育性股関節形成不全を基盤とした二次性の股関節症が圧倒的多数であること，そのために骨頭が上外方に亜脱臼した強い変形の症例や骨切り術後の

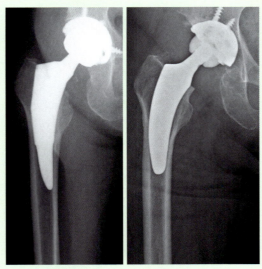

図1　先進的なショートタイプステム2機種

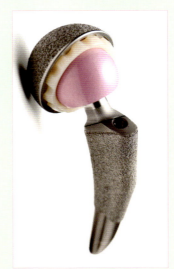

図2　低摩耗加工されたポリエチレンカップとセラミックヘッドの組み合せの人工股関節
（ジンマーバイオメット社製品カタログより）

患者も多いことなどが挙げられる．その結果として，骨変形が強いばかりでなく，軟部組織拘縮や歩行における骨盤・体幹のバランスの乱れが強い症例が多いことに注意が必要である．また，欧米とは異なり，現状では2～3週間というしっかりとした入院期間で安全・確実な患者管理を行えるという恵まれた環境も無駄なく有効に利用すべきである．

### 4. 新しい時代の理学療法に求められるもの

今日の技術進歩により可能となっていること，逆にTHAの限界も十分に理解して患者に教育と訓練を行っていくことが重要である．

術後早期にやってよいこと，やるべきこと，そして長期的にめざす機能レベルとその維持のための方策などについて把握しておく必要がある．一方，今日のテクノロジーでもインプラントには摩耗や破損といった限界がある．ジャンプや飛び降り，激しい走行やコンタクトスポーツは避けるべきとされている．また，可動性や脱臼抵抗性にも限界はあるため，過大な可動性の追求にはリスクも伴うことを理解しておくべきと思われる．

▶文　献
1) Goyal N, et al：Clin Orthop Relat Res 475：364-372, 2017

（東京慈恵会医科大学附属第三病院整形外科　大谷卓也）

# 3 人工膝関節全置換術（TKA）後の理学療法

## A 定義

### 変形性膝関節症とは

**『今日の理学療法指針』（2015年）"変形性膝関節症保存療法"より**

　変形性関節症は，加齢，肥満，性別，膝外傷歴など，多くの原因が関与しており，発症頻度は急速に増加している．原因が特定できないものを一次性，何らかの病因で起こるものを二次性と呼ぶ．その病態は，関節軟骨および半月板などの膝関節構成体や摩耗による荒廃と，骨の増殖によって生じる．初期は膝の不快感，立ち上がりや歩き始めの疼痛が生じ，病状が進行すると荷重時の持続的な疼痛や安静・夜間時痛を自覚するようになる．大部分は内側大腿脛骨関節面が障害される．

### 人工膝関節全置換術（TKA）とは

**穂坂らの文献[1]より**

　人工関節置換術とは，一般的に軟骨・骨が破壊され，著しい疼痛の存在や機能が保てなくなった関節に対し人工関節を用い，疼痛除去と関節機能再建を目的とした手術である．

　膝関節は人工関節置換術が最も行われている関節であり，二次性を含めた変形性関節症（OA），関節リウマチ（RA），骨壊死などが多い．最近では神経病性関節症（シャルコー関節）に行われることもある．手術年齢は，人工関節の耐久性の問題などもあり，一般的にOAでは65歳以上とされていたが，耐久性の向上とともに，適応年齢も下がり，他に治療法がないOAに対しては，当科では40～50歳代でもTKAを施行している．また，RAで関節破壊が著しいものには，さらに低年齢でTKAを行うことがある．反対に，高齢化が進む日本では，80歳以上の高齢者にTKAを行うことも増えてきている．

**長嶺らの文献[2]より**

　TKAは変形性膝関節症に対する最後の治療方針である．TKAのデザイン的には，最初に後十字靱帯（PCL）を温存するCR（cruciate-retaining）型が開発された．その後，PCLの機能が消失している例などに，PCLを切離して脛骨インサートにポストをもつPS（posterior-stabilized）型が開発された．PS型がCR型より可動域が大きい傾向がある．また，PCLを切除するが，インサートにポストがなく蝶番によって安定性を得るCS（cruciate-substituting）型も開発された．PS型が約60％，CR型が約30％，CS型が約10％のシェア．

　変形性膝関節症は，可動域や筋力，歩行にとどまらず，日本人特有の動作と姿勢である床への着座と正座が障害される．西洋式の生活スタイルが浸透し，正座そのものが患者が獲得すべき動作から除外されつつある一方で，当院では床に座りたいと希望する高齢者が少なからず存在することも確かである．また，食生活の変化により，肥満も運動を指導するうえで無視できない因子である．

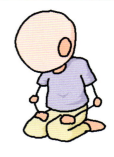

## B 基礎データ

### 1) 年齢と性別

**n = 783（男性 151，女性 632）**

| | 男性 | 女性 | |
|---|---|---|---|
| 90 歳代 | 0 名 | 4 名 | |
| 80 歳代 | 33 名 | 167 名 | |
| 70 歳代 | 83 名 | 319 名 | 51% |
| 60 歳代 | 26 名 | 114 名 | |
| 50 歳代 | 8 名 | 22 名 | |
| 40 歳代 | 1 名 | 4 名 | |
| 30 歳代 | 0 名 | 2 名 | |

**☞ データから言えること**

　グラフは初回 TKA 施行時の年齢と性別である．年齢の平均値は男性 73 歳，女性 74 歳であり，中央値は男性 74 歳，女性 75 歳である．また，70 歳代は全体の約半数（51%）を占める．さらに 30 歳代，40 歳代，50 歳代，90 歳代の施行件数は男女ともにごく少数で，60 歳代，70 歳代，80 歳代で全体の約 95% を占める．男女比は，男性 1 に対し女性 4 となっている．

**☞ 文献と照らし合わせて言えること・考えられること**

　2015 年における人工関節学会による報告[1]でも 70 歳代の施行件数が最も多い．また，男女比もおおむね男性 1 に対し女性 4 であり，我々のデータと同様の傾向である．

**Q&A　年間何件ぐらい行われているのですか？**

　矢野経済研究所 2015 年調査データ[5]によると，TKA 販売数は 2014 年度で 83,267 ユニットと報告されている．

### 2) BMI

**n =457（男性 86，女性 371）**

BMI
- 18.5 未満
- 18.5 ～ 25
- 25 ～ 30
- 30 ～ 35
- 35 ～ 40
- 40 以上

男性：0.0%，1.2%，2.3%，11.6%，34.9%，50.0%

女性：0.8%，0.5%，1.9%，11.6%，41.5%，43.7%

BMI…18.5 以下は低体重，18.5 ～ 25 は普通体重，25 以上は肥満

**☞ データから言えること**

　上記は片側・両側問わず膝 OA による初回 TKA 例の術前データである．日本肥満学会が定める肥満症診断基準に則り，我々の BMI データを男女別に分類した．女性 55.8%，男性 48.8% が肥満であった．

**☞ 文献と照らし合わせて言えること・考えられること**

　厚生労働省の平成 26 年国民健康・栄養調査報告[8]によると，日本の高齢者の肥満の割合は，女性が 25.5%，男性は 24.2% とされており，膝 OA による TKA 患者の肥満の割合が多いといえる．

**Q&A　BMI 以外のリスクファクターは？**

　変形性膝関節症理学療法診療ガイドライン[7]には，既往に ACL 損傷や半月板損傷があること（推奨グレード A），膝関節弛緩性があること（推奨グレード C）が挙げられている．他にも遺伝，肉体労働，大腿四頭筋筋力低下など，様々なファクターがあるが，報告により見解が異なっている．また，若年の頃からの体重変化，体脂肪率，腹囲，ウェスト-ヒップ比などをみている報告[9]もある．

## 3) 原疾患

### データから言えること

TKA の原疾患の割合は，膝 OA 90%，RA 8%，その他の疾患が 2% を示した．日本人工関節学会[4]によると，TKA の診断名は膝 OA 87.12%，RA または RA 類似疾患 8.26%，大腿骨頭壊死 3.18%，外傷 0.34%，シャルコー関節 0.15% とされており，我々の結果とほぼ同様の割合となっている．

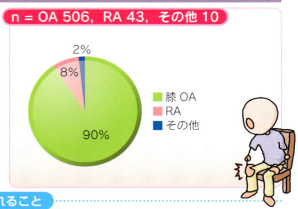

### 文献と照らし合わせて言えること・考えられること

TKA の対象疾患として，代表的なものに膝 OA，RA，大腿骨頭壊死などが挙げられるが，膝 OA が約 90% 以上を占めている．膝 OA は明らかな原因がない一次性と，関節軟骨を障害する既存の要因がある二次性に分けられる．膝関節では一次性が約 90% を占める[6]とされている．TKA について OARSI のガイドライン[7]では，非薬物療法と薬物療法の併用によって十分な疼痛緩和と機能改善が得られない膝 OA 患者の場合は，TKA を考慮する．保存療法を行っているにもかかわらず，健康関連 QOL の低下を伴う重篤な症状や，機能制限を有する患者に対しては TKA が有効であり，費用対効果も高い手段であると述べている．

**TKA の原疾患は主要なもの以外に何があるのですか？**

我々のデータでは，大腿骨頭壊死，外傷，シャルコー関節などが，その他として 2% を占めている．

## 4) 転帰

### データから言えること

2010 年 4 月～2015 年 8 月に TKA を施行し，転帰まで追えた症例数は 757 例．自宅退院群の平均年齢は 74.2 ± 8.12 歳，男性 141 例，女性 605 例，片側 422 例，両側同時 172 例，二期的 TKA 152 例，再置換は 17 例であった．転院群の平均年齢は 71.8 歳 ± 8.37 歳，男 1 例，女 10 例，両側同時 1 例，二期的 TKA 3 例，再置換は 1 例であった．我々のデータでは 98.5% という高い確率で自宅退院をしていた．

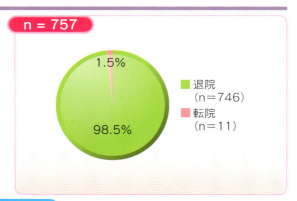

### 文献と照らし合わせて言えること・考えられること

TKA 術後の転院率は 0%[10]，5.8%[11]，19%[12]，42%[13] など報告によって異なる．また，在院日数の減少により転院率が増加したとの報告[14]もある．各医療機関の特性や役割があり，一概に比較することはできないが，98.5% の自宅退院率は高い数字だといえる．

**退院する人の在院日数はどれくらい？**

自宅退院 746 例から，術後感染や DVT などでリハビリ中止時期があったものや二期的な TKA により通常より入院期間が多くなったものを除いた 676 例を片側 TKA と両側同時 TKA に分け，それぞれの在院日数を比較した．片側では 25.3 ± 5.6 日，両側同時では 31.1 ± 6.3 日であった．両群で有意差が認められ（p<0.01），両側同時の方が約 6 日間入院期間が長くなる．

# C 採用している評価項目とレビュー

## 1) 問診票

　医療介入効果を客観的に検証するために，健康関連 QOL を患者自身で評価する問診票を術前・術後に用いている．これら健康関連 QOL 評価尺度には，Western Ontario McMaster Universities Osteoarthritis Index（WOMAC）や，準 WOMAC，日本版変形性膝関節症患者機能評価票（JKOM），MOS 36-Item Short-Form Health Survey（SF-36®）などがあり，整形外科分野で多く用いられている．これらの評価尺度で得られたスコアは身体機能評価（膝関節屈曲角度，歩行速度，膝伸展筋力など）との有意な相関関係が報告され，QOL と身体機能に関連性があることが示唆されている．問診票と身体機能評価とを併用することにより，介入効果の検証が可能となるため，重要な評価項目である．

## 2) 筋力

　我々は，膝屈曲 60° で固定し hand-held dynamometer を使って評価を行っている．条件を統一するため，全期間を通じて同一の測定方法で実施している．筋力は，歩行などの動作能力やバランス能力，QOL との関連など多数の報告があり，術後の経時的変化を追った報告も認められる．MMT よりも具体的な数値として出るため，同年代との比較など患者にフィードバックしやすい評価といえる．

`臨床的おすすめ度★★★`

## 3) Quick Squat Test（QST）

　我々が独自に用いている評価である．QST の方法は，立位にて両手を腰に当てた姿勢から，10 秒間で膝屈曲 60° までのスクワットをできる限り速く行い，その回数を評価する．QST は伸張−短縮サイクル（stretch-shortening cycle：SSC）運動であり，SSC 運動の利点のひとつとして反動動作によって効率よく筋張力を発揮できる点が挙げられる．SSC 運動は，スポーツ選手の投擲動作時やリバウンドジャンプ施行時から健常者の通常歩行時まで幅広く認められており，歩行をはじめとする動作能力の維持・改善には SSC 運動の遂行能力向上と適切な評価が重要である．しかしながら，一般的にスポーツ選手などに用いられるリバウンドジャンプなどの SSC 運動は，TKA 患者には負荷が高く危険を伴う．一方，QST は床に両足底が着いた状態での SSC 運動であり，TKA 患者にも遂行可能であり，動作時に必要な素早い筋収縮も求められる利点がある．

`臨床的おすすめ度★★★`

## 4) 5 m 歩行速度

　歩行速度は，横断歩道を渡るために必要な速度や，目的地まで徒歩何分という表示に用いられる速度（80 m/min）など，屋外生活に必要な指標のひとつとして活用できる．また，転倒との関連性についての報告も認められ，高齢者の転倒防止の観点でも有用な評価指標である．

## 5) 関節可動域（ROM）

術前後の可動域の変化を報告している文献は多く，基本的な評価項目だといえる．平地歩行にとどまらず，階段や自転車乗車などに必要な膝の角度が報告されており，ADLに直結する評価指標である．

## 6) 疼痛（Visual Analog Scale：VAS）

我々は臨床中簡便に行えるVASでの評価を採用している．0 cmをまったく痛くない，10 cmを耐えられないほど痛いとした直線上に×印を記載する．簡便な評価指標であるため広く普及しており，信頼性，妥当性ともに高いことが証明されている．

## 7) timed "Up and Go" test（TUG）

TUGは，起立・歩行・方向転換・着座からなる複合的なパフォーマンステストであり，歩行能力や動的バランスなどのfunctional mobility（機能的移動能力）を評価する方法として用いられている．高齢者やパーキンソン病患者の転倒予測や運動器不安定症の指標，TKA患者における機能回復の指標としても用いられ，評価の信頼性，妥当性は確認されている．

臨床的おすすめ度★★★

## 8) 歩行補助具の使用

術前，術後3週，術後8週，術後12週の各評価日に，歩行時に最も質の高い補助具を調査している．している補助具ではなく，できる補助具を探ることで，症例のもつ能力の把握に努めている．荷重率から杖の選択が可能とする報告もあるが，独歩可能なケースでも普段は杖を使用しているなど，心因的な要素も関与する場合があり，身体機能面だけでの判断では補助具の選択が難しいこともある．

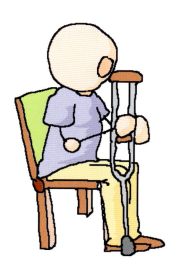

# D 臨床データ

## 1) 問診票（健康関連QOLの評価尺度）

**表1 問診票および準WOMACにおけるクロンバックのα係数**[※1]

n = 85

|  | 問診票 | 準WOMAC |
|---|---|---|
| 有効例 | 79 | 82 |
| 除外例 | 6 | 3 |
| α係数 | 0.97 | 0.95 |

[※1] 内的整合性あるいは内的一貫性の程度を表しており，1に近いほど信頼性が高い．

**表2 問診票および準WOMACにおける相関係数**

n = 61

|  | 動作 | 痛み |
|---|---|---|
| r | 0.70 | 0.49 |

$P < 0.01$

###  データから言えること

評価指標の開発には，「信頼性」と「妥当性」を検証する必要がある．そのため，蓄積したデータを用いて，統計学的解析にて検証した．「信頼性」については，クロンバックのα係数が問診票：0.97，準WOMAC[15]：0.95となり，高い信頼性が得られた（**表1**）．「妥当性」については，問診票の「動作」，「痛み」項目のスコアと準WOMACの「動作」，「痛み」項目のスコアの間に有意な相関関係が認められ，これらの項目において，基準関連妥当性が認められた（**表2**）．また，因子分析を用いて構成概念妥当性について検証したところ，「痛み」，「満足度」においては1因子，「動作」においては3因子の構造であった．「動作」には，基本的なADLと応用的なADL，膝の動きが大きく影響するADL動作が含まれるためと考えられる．

### 文献と照らし合わせて言えること・考えられること

日本理学療法士協会が策定した変形性膝関節症理学療法診療ガイドライン[7]において，理学所見（客観的評価）として「健康プロファイル型尺度」が挙げられている（推奨グレードA）．この健康プロファイル型尺度には，WOMAC，JKOMなどが含まれ，整形外科分野で多く用いられている．これらは患者の主観によって評価されるものであり，介入効果の検証において必要性および重要性が増加している．

これらの尺度で得られたスコアは身体機能評価（膝関節屈曲角度，歩行速度，膝伸展筋力など）との関連性において，有意な相関関係が認められている[16,17]．

以上より，身体機能評価と併用することにより，根拠に基づいた治療介入の立案が可能になると考えられる．

### Q&A 問診票を使用するメリットは何ですか？

問診票を用いることで，患者自身が自分の健康状態（健康関連QOL）をどのように認識しているか評価できるという利点がある．身体機能評価と併用することで，医療者側の客観的評価だけでなく，患者側の主観的評価からも医療介入効果がわかるようになる．また，問診票を介入前後で使用することにより，患者自身が自分の健康状態の"変化"を認識することに寄与できると思われる．

## 2) 筋力

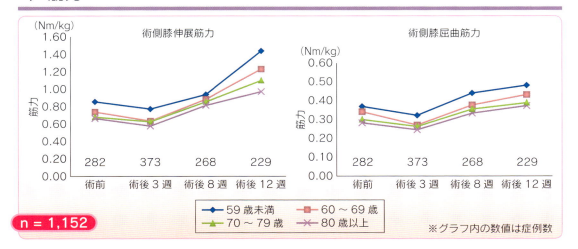

### データから言えること

グラフは横断データによる筋力の経時的推移である．伸展・屈曲筋力ともに各時期で有意差がみられており，世代別では60歳代以下と70歳代以上の間で有意な差がみられる結果となった．術前から術後3週で低下し，術後8週の時点で術前値を上回るまで回復が認められている．世代間で筋力に差はみられているが，各世代とも回復過程が同じ傾向となっており，高齢者においても筋力の改善がみられる結果であった．

### 文献と照らし合わせて言えること・考えられること

筋力の回復過程では多くの報告がなされている．測定の時期や測定方法，症例数については様々であるが，おおむね同様の傾向が示されている．我々の評価は術後12週までの比較的短期の経時的変化であるが，術後1年にわたって筋力は回復すると述べている報告[18]もあり，長期的な筋力の向上も期待できる．

### Q&A 筋力の測定はどのような肢位で行うのでしょうか？

我々の筋力測定は膝関節屈曲60°の肢位で伸展・屈曲ともに行っている．測定肢位を屈曲60°とした理由としては，術後3週の測定時期に屈曲可動域として獲得しやすいことや，伸展筋力が最も出力しやすい角度とされているためである．測定方法を統一するため，各施設にて筋力測定専用の台を作製し，徒手筋力計によるベルト固定法にて測定方法を統一した（下図）．

また，測定値として示している単位Nm/kgは徒手筋力計から測定される単位N（ニュートン）を下腿長にてトルク換算し，体重で除した値を意味している．

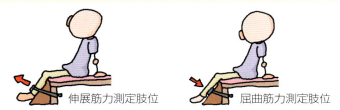

### Q&A 横断データと縦断データの違いは？

今回は横断データを提示しているが，同一症例の経過を術前から術後12週まで追った縦断検討も行っている．縦断データでは症例数が減少するため世代別による検討が行えていないが，伸展筋力では術後3週で低下，術後8週で術前値を上回り，12週でさらに改善がみられる結果であった．屈曲筋力でも術後3週で低下し，術後8週，12週間と改善がみられる結果となり，横断データと同様の回復過程を示した．

## 3) Quick Squat Test（QST）

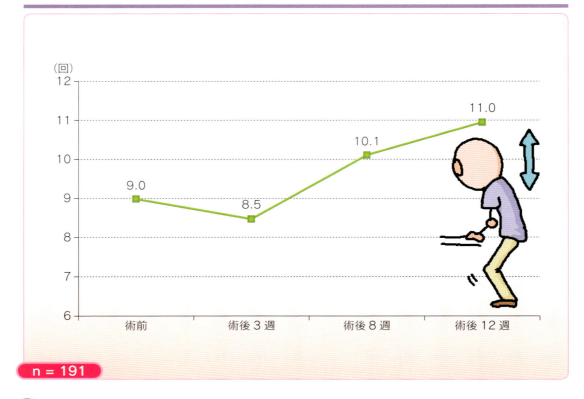

n = 191

### 👉 データから言えること

グラフは，縦断データによるQSTの平均値の経時的推移．術前よりも術後3週で低下し，術後8週・12週と有意に回数は増加していく．

### 👉 文献と照らし合わせて言えること・考えられること

平野ら[19]は，高齢者に対し膝屈曲角度を規定せず素早いハーフスクワットを施行し，床反力の鉛直成分の最大力は大股歩行より大きい値で，リバウンドジャンプより小さい値であり，高齢者にとって過負荷と安全性の両面を満足させる有用な運動であると報告している．QSTは類似した運動であり，トレーニングとしても有用である．

### Q&A QSTで何が分かるの？

QSTと5m歩行速度，timed "Up and Go" test（TUG）には中等度の相関があり，QST回数が多いほど歩行速度は速くなり，TUG時間は短くなる[19]．このことから，QSTは歩行速度や複合的な動作能力を反映する評価項目といえる．また，ロジスティック回帰分析や重回帰分析にてQST回数が関与を示した項目は，①階段昇降満足度[20]，②80 m/minの速度での歩行の可否[21]，③外出満足度[22]，④術後の歩行満足度[23]などがある．

## 4) 5m歩行速度（m/s）

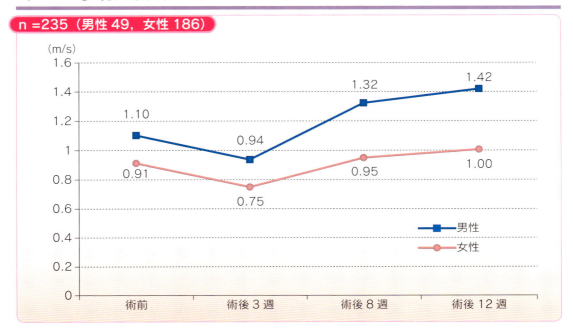

**データから言えること**

グラフは，縦断データによる5m最大歩行速度の平均値の経時的推移．男女ともに術前よりも術後3週で遅くなり，術後8週・12週と有意に速くなっていく．

**文献と照らし合わせて言えること・考えられること**

横断歩道を渡るのに必要な速度は1m/sと報告[24]されている．我々の縦断データ（n＝235）では術前は6割，術後3週は4割，術後8週は7割，術後12週は8割の患者が1m/sの速度で歩行可能になる．

**Q&A　歩行速度と外出満足度の関係は？**

退院後である術後8週，12週の患者を対象とした横断データ（n＝860）では，日本における徒歩での目的地までの時間表示（「ここから5分」など）の基準となる80m/minの速度で歩行できる患者は全体の30％であった．その30％の患者のうち，我々の問診表（「第2章　疾患別評価集」参照）にて外出満足度を調査した結果，4・5（満足）は75％，1・2（不満足）は25％であった．80m/minの速度で歩行できれば，主観的な外出満足度も向上すると考えられる．

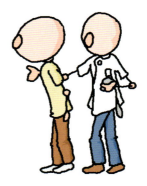

## 5）関節可動域（ROM）

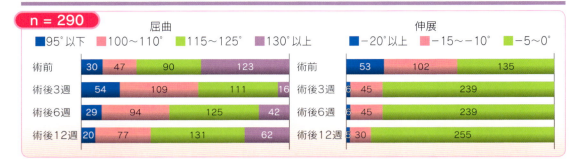

### データから言えること
グラフは縦断データであり，数字はそれぞれの膝関節数を表している．屈曲は術前115°以上が過半数を占めるが，術後3週では110°以下が過半数となる．一時的に可動域の低下がみられているが，その後回復傾向を示す．術後12週の時点で自転車が乗れるとされる屈曲120°を獲得していたのは，全体の約55％であった．

### 文献から言えること
術前の可動域が術後の可動域に影響を与えることは，多く報告されている[25〜27]．当院のデータでも同様の傾向であった．術前の角度に相違があっても，術後3週で低下した後，8週，12週と改善していく傾向は同様である．

### Q&A 正座を目標にROM練習を行っていますか？
正座も可能な人工関節が開発されているが，長期成績が明確になってはおらず，インプラントを長持ちさせるという観点からも賛否がある現状である．我々の施設では正座を目標としたROM練習は行っていない．あらかじめ情報共有が必要であろう．

## 6）疼痛（VAS）

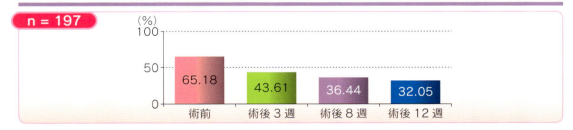

### データから言えること
痛みはVASで測定しており，数値が大きいほど痛みが強い．グラフは縦断データであり，各個人の変化値の平均である．術前に対し術後3，8，12週ともに有意な改善が認められ，術後3週に対し術後8，12週で有意な改善が認められた．8週と12週では有意差は認められなかった．

### 文献から言えること
KOOSのPainの項目において術前と術後1・3・6ヵ月で有意な改善を認めたとの報告[28]があり，測定時期や評価法に違いはあるものの同様の傾向となった．

### Q&A 回復過程で痛みが増強するケースはありますか？
感染や活動量増加によって一時的に痛みが強まるケースはある．前者は理学療法が中止となるため腫脹や熱感に注意し，CRPや白血球数の確認が必要である．後者は活動量の是正など適切なプランニングが大切になる．

## 7) timed "Up and Go" test (TUG)

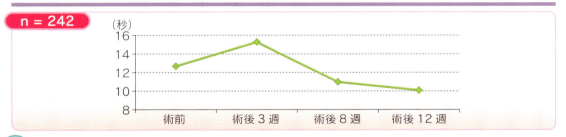

### データから言えること
グラフは縦断データによるTUGの平均値の経時的推移．術前よりも術後3週で遅くなり，術後8週・12週と速くなる．なお，データは右回りと左回りの平均値をとっている．

### 文献から言えること
TUGは歩行能力のみならず，動的バランス能力や総合的な移動能力の指標として広く用いられている．変形性膝関節症理学療法診療ガイドライン[7]では，TUGはWOMAC，SF-36と中等度の相関が認められ，推奨グレードBとされている．

### Q&A TUGに影響を及ぼす因子は？
我々のデータから，術後8週または12週の時点で術前よりもTUG時間が早くなった群230例と遅くなった群99例の2群間を比較した結果，術側膝関節伸展角度，術側膝関節伸展筋力，QST回数，lagが影響する因子として抽出された．

## 8) 歩行補助具の使用

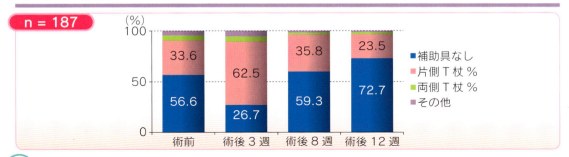

### データから言えること
グラフはリハビリ室内における最も質の高い歩行を調査した縦断データである．術後3週では補助具なしで歩行できる症例は約27％と少ないが，術後8週では約60％，術後12週では約73％が補助具なしで歩行可能であり，経過とともに補助具使用率は減少している．

### 文献から言えること
杖歩行獲得までの日数の報告は多い[30〜32]が，我々のように経時的に補助具の変動を追った報告は少ない．術後3週まで1週間毎の歩行様式の推移についての報告[33]があり，術後3週の時点では我々同様70％以上が杖歩行であった．術後3週では筋力の回復が不十分であり，痛みの影響もあるため杖を必要とする症例が多いと考えられる．

### Q&A 歩行補助具の使用に影響を与える因子はありますか？
ロジスティック回帰分析を用いて，術後8週の時点でリハビリ室内での補助具使用の有無に影響を及ぼす術前因子を解析したところ，術後の歩行補助具の使用に影響を与える因子として術前の歩行補助具の使用の有無が検出されている．

# E 理学療法関連学会における潮流

## 1) 2000年以前の潮流

**1970年代**：TKAが世界に普及し始め，本邦でも臨床応用が始まる．

**1980年代**：リハビリテーション領域による報告が始まる．

・報告数は少なく，ROM，筋力，歩行分析など現在も精力的に報告されている内容もあるが，この時代の特徴としては，症例報告をはじめとするTKA施行後における理学療法の経験や，CPMの普及に伴い，その使用方法や使用経験に対する報告が認められる．

・1988年Bellamyらにより疾患特異的尺度としてWestern Ontario and McMaster Universities Osteoarthritis Index（WOMAC）が報告される．

**1990年代前半**：報告数が徐々に増加する．

・1980年代にはほぼ認められなかった，ADLに関する報告が一気に始まる．身体機能回復のみではなく，日常生活の重要性が認識されてきた証拠．

・両側同時TKAの報告が始まる．

・術後成績の報告が始まる．手術件数が増加し，データ数が集まってきたと考えられる．

・PS型の報告が始まる．

・歩行分析の内容が詳細になってくる．

**1990年代後半**：報告数が急増する．

・PS型，CR型の長期成績が報告される．

・膝蓋骨コンポーネントの摩耗の報告．TKA施行後から長期の経過を経て，人工関節自体の問題点も指摘され始める．

・クリティカルパスの報告が一気にされ始める．

・QOLの報告がされ始める．

## 2) 2000年以降の潮流

**2000年代前半**

・1990年代から引き続き，クリティカルパスの運用や，バリアンス分析の報告が目立つ．

・両側同時例のクリティカルパス報告が始まる．

・術後の炎症が与える影響やDVT発症の関連因子が報告される．

・可動域に関しては術前からの推移やリハビリ実施期間との関連性が述べられている．退院時までの報告が多い．

・表面筋電図を使った筋活動の報告が認められる．

・歩行は速度の推移や歩容についての報告が多い．

・2003年HashimotoらによりWOMACの日本語版である準WOMACが報告される．

**2000年代後半**

・2005年日本整形外科学会，日本運動器リハビリテーション学会，日本臨床整形外科医会により疾患特異的QOL尺度としてJKOM（Japanese Knee Osteoarthritis Measure）が報告される．

・可動域は術前からの推移をみているものが引き続き多いが，退院後も継続して経過を追っている．また予後予測に関する報告もみられるようになる．

・術前からの筋力の推移や歩行との関連性などの報告が多い．

・歩行は速度の予測因子や改善に関連する因子の報告など，単なる速度の経時的変化にとどまらず，何が関与して歩行に変化を及ぼすのかに着目するようになってきている．

- 患者の満足度や健康関連 QOL など，患者立脚型の評価に関する報告がみられるようになる．
- 2008 年『理学療法』で TKA の報告を含めた「人工関節置換術後の理学療法最前線」という題の特集が組まれる．
- 2009 年『PT ジャーナル』で TKA の報告を含めた「膝関節疾患の理学療法」という題の特集が組まれる．
- 2000 年代後半は TKA を含む人工関節に対する注目が高まってきたといえる．

### 2010 年以降〜

- 可動域に影響を与える因子や術前からの予測などの報告が多い．
- 引き続き，術前から術後にかけての筋力の推移の報告が多い．
- 歩行に関する報告は多くなり，加速度計や足圧分布を用いた詳細な歩容分析が目立つ．また階段昇降獲得に必要な因子や，階段昇降時の筋活動を分析するなど，術後平地歩行の検討から応用歩行への検討にシフトしている印象である．また歩行能力と外出との報告も多く，実際の患者の生活に即した研究が増えてきている．
- 健康関連 QOL に関する報告が増加している．自己効力感，破局的思考といった新たなキーワードもみられ，患者立脚型評価による検討は今後ますます増えていくものと思われる．


　20 世紀における整形外科の歴史の中で最も輝かしい業績は，人工関節と関節鏡の開発であるといわれている．TKA は 1800 年代終盤に開発が始まった．本邦にて臨床応用されたのは 1970 年代であり，その歴史はまだ 40 年しか経過していない．しかし，その 40 年の間に施行件数は爆発的に増加し，術後の在院日数は短縮している．これは，人工関節の進歩や術者技術の向上に他ならない．では，我々理学療法士はどうであろうか．その流れの速さに遅れることなく日々患者と向き合えているだろうか．「この痛みはいつまで続きますか？」「いつ頃杖で歩けますか？」「力は強い方ですか？」「歩く速さはどうですか？」など，患者の当たり前の疑問にどのように答えられるのだろうか．そんな時，臨床の中から生まれた我々のデータが，患者にとっても，理学療法士にとっても，先を照らす道標になれば幸いである．先達が築いてきた TKA の潮流を止めることなく，目覚ましい進歩の流れの中で理学療法士独自のデータを蓄積し，我々の専門性を発揮する必要がある．


## ▶文　献

1) 穂坂邦大ほか：理学療法 **25**：1149-1155，2008
2) 長嶺隆二：理学療法 **25**：224-230，2008
3) 宮崎芳安ほか：日関病誌 **29**：523-531，2010
4) 一般社団法人日本人工関節学会：TKA-UKA 人工関節登録調査集計 2006 年 2 月〜2015 年 3 月．<http://jsra.info/pdf/TKA-UKA-20150331.pdf>
5) 矢野経済研究所：メディカルバイオニクス（人工臓器）市場の中期予測と参入企業の徹底分析，2015 年版
6) 越智隆弘（編）：最新整形外科学大系 17，膝関節・大腿，中山書店，p218-227，2006
7) 変形性膝関節症 理学療法診療ガイドライン．<http://www.japanpt.or.jp/upload/jspt/obj/files/guideline/11_gonarthrosis.pdf>
8) 厚生労働省：平成 26 年国民健康・栄養調査報告．<http://www.mhlw.go.jp/bunya/kenkou/eiyou/dl/h26-houkoku-05.pdf>
9) 寺本圭輔ほか：愛知教育大学保健体育講座研究紀要 **39**，2014
10) 髙松滋生ほか：理療湖都 **25**：22-27，2005
11) 河村秀哉ほか：整外と災外 **56**：654-656，2007
12) 城間俊光ほか：友愛会豊見城中央病医誌 **3**：54-56，2015
13) 永田光二郎ほか：日本医療マネジメント会誌 **10**：386-390，2009
14) 池辺智史ほか：整外と災外 **60**：266-268，2011
15) Hashimoto H, et al：J Orthop Sci **8**：288-293，2003
16) 飛永敬志ほか：理療科 **6**：291-296，2011
17) 渡邊裕之ほか：理学療法学 **34**：67-73，2007
18) 藤吉大輔ほか：国大法人リハコ・メディ会誌 **32**：13-16，2011
19) 平野和宏ほか：理学療法学 **39**［Suppl］，2012
20) 鈴木壽彦ほか：理学療法学 **41**：1043，2014
21) 平野和宏ほか：理学療法学 **40**［Suppl］，2012
22) 平野和宏ほか：理学療法学 **41**：599，2014
23) 石川明菜ほか：理学療法学 **41**［Suppl］，2014
24) 髙橋精一郎ほか：理学療法学 **16**：261-266，1989
25) 堀川一浩ほか：中部整災誌 **42**：717-718，1999

26）陣林伯禎ほか：整外と災外 54：463-466，2005
27）新田真吾ほか：中部整災誌 53：147-148，2010
28）Stevens-Lapsley J. et al：American Academy of Physical Medicine and Rehabilitation 3：541-549，2011
29）平野和宏ほか：理学療法学 42[Suppl]，2015
30）西川　徹ほか：国大法人リハコ・メディカル会誌 31：53-55，2010
31）白井利明ほか：Jpn J Rehabil Med 48：212-217，2011
32）村田薫克ほか：日私立医大理療会誌 22：30-32，2005
33）石吾　亘ほか：みんなの理療 23：11-13，2011

〔平野和宏，鈴木壽彦，五十嵐祐介〕

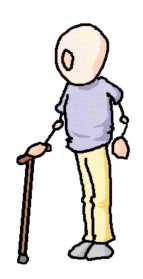

3. 人工膝関節全置換術（TKA）後の理学療法　59

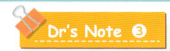

## 最新のTKA

　本邦における40歳以上の変形性膝関節症の有病率は男性で42%（860万人），女性で62%（1,670万人）と報告されている．このうち800万人は痛みを伴う状態であり，理学療法を含む保存加療や手術療法が必要な症状を有している．膝の関節裂隙が狭小化し，骨棘が形成され，膝の不安定性が増し，O脚もしくはX脚変形が進行すると，階段昇降や平地歩行でも膝や腓腹部の疼痛や易疲労感が強くなる．また，伸展および屈曲拘縮も進行することにより，著しくADLが低下する．痛みが保存療法により改善しない場合，人工膝関節全置換術（TKA）の適応となる．本邦では，年間8万膝のTKAが行われている．患者立脚型評価では，TKAは人工股関節全置換術（THA）に比べて劣るとの報告が多い．特に中間屈曲位での安定性の良し悪しが階段昇降などにおける患者自覚症状に影響を及ぼすことが指摘されている．このため，適切なアライメントで人工膝関節を挿入するため術前のテンプレートを適切に行うことは必須である．さらに精度を高めるために術前の下肢CTやMRIを用いて患者固有の骨切りガイドを作成して骨切りを行うPSI（Patient specific instrument）の技術も発展している．また，TKAのデザインも健常な膝関節の運動を再現できるよう工夫がなされた機種が多数実地に使用されるようになった．しかし，現時点では，こうしたTKAが術後長期にわたって従来型のTKAに比べて患者満足度が高いか否かは結論が出ていない．まずは，手術の際に伸展および屈曲位での適切な靱帯バランスを整えることが何よりも重要である．

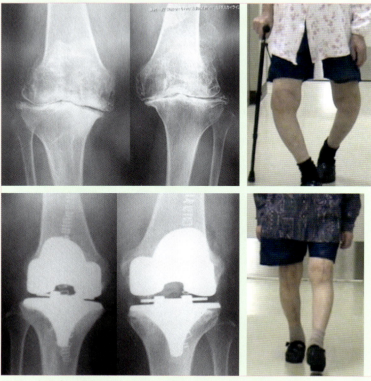

図1　患者①：両側同時の人工関節，左右ともO脚型関節症

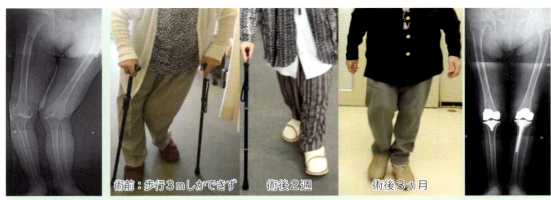

図2　患者②：両側同時の人工関節　右：O脚型，左：X脚型

　また，変形性膝関節症では両側の膝に同程度の痛みや変形をきたすことが股関節よりも多いため，両側同時のTKAの適応が増加している（**図1, 2**）．術中術後の止血対策の向上や多角的な疼痛対策により，80歳以上で内科的合併症（糖尿病，腎不全，心疾患など）があっても両側同時TKAは行われている．術前に自己血を採取し術後の貧血に対応する自己血貯血・輸血を必要としなくなってきている．術後のドレーンを使用しない施設も増加している．ドレーンなしであると，術直後から可動域訓練，歩行訓練が開始できる．筆者らの施設では，年間180膝のTKAを行っているが，このうち，54例108膝は両側同時TKAであり，特殊な止血対策による自己血貯血は不要であり，ドレーン廃止により，歩行能力の達成がドレーン使用時より約1週は早まった．今後は，TKA自体の改良のみならず，患者立脚型評価をもとに術式およびリハビリテーションを改善していく時代に突入したと考えている．

▶文　献
1) 斎藤　充ほか：5章．これからの手術手技—両側同日TKA．パーフェクト人工膝関節置換術．石橋恭之（編），金芳堂，京都，p218-222，2016
2) 斎藤　充ほか：Bone Joint Nerve **5**：155-158，2015

（東京慈恵会医科大学整形外科学講座　斎藤　充）

# 4 大腿骨頚部・転子部骨折に対する理学療法

## A 定義

### 大腿骨頚部・転子部骨折とは

#### 『大腿骨頚部/転子部骨折 診療ガイドライン（改訂第2版）』[1]より

　わが国ではこれまで，高齢者の大腿骨近位部の骨折は，大腿骨頚部内側骨折（関節包内骨折）と大腿骨頚部外側骨折（関節包外骨折）とに分類され，両者を合わせて大腿骨頚部骨折と呼称してきた．

　これに対して，最近の多くの欧米文献では，大腿骨頚部内側骨折を femoral neck fracture（直訳で大腿骨頚部骨折），大腿骨頚部外側骨折を trochanteric fracture（転子部骨折）・intertrochanteric fracture（転子間骨折）または pertrochanteric fracture（転子貫通骨折）と呼称することが多い．（中略）

　大腿骨近位部の骨折は，関節面に近い側から①骨頭，②頚部（骨頭下も含む），③頚基部，④転子部，⑤転子下に発生する．このうち，骨頭骨折・転子下骨折は主として交通事故や労働災害などの高エネルギー損傷の結果として生じ，頚部骨折・頚基部骨折・転子部骨折は主として高齢者の転倒による低エネルギー損傷の結果として生じる．

#### 『骨粗鬆症の予防と治療ガイドライン 2015 年版』[2]より

　大腿骨近位部骨折とは通常，高齢者の hip fracture を意味しており，大腿骨近位部の骨折（fractures of the proximal part of the femur）とは異なっている．高齢者に発生する大腿骨近位部骨折に含まれる骨折には，近位より，大腿骨頭軟骨下骨折（subchondral insufficiency fracture of the femoral head），大腿骨頚部骨折（femoral neck fracture），大腿骨頚基部骨折（basal neck fracture），大腿骨転子部骨折（trochanteric fracture），大腿骨転子下骨折（subtrochanteric fracture）となる．

　骨折の部位によって手術適応や手術法が異なること，また，予後が大きく異なることなどのため，骨折自体の治療という観点では骨頭軟骨下骨折，頚部骨折，頚基部骨折，大腿骨転子部骨折，転子下骨折を明確に分ける必要があると報告されている．（中略）

　疫学的な調査では，大腿骨近位部骨折を頚部骨折と転子部骨折と大きく2つに分けて報告されることが多いのが現状である．

#### 『標準整形外科（第12版）』[3]より

　大腿骨近位部の骨折はその発生部位によって，近位側から骨頭骨折，頚部骨折（従来の大腿骨頚部内側骨折），頚基部骨折，転子部骨折（転子間骨折，転子貫通骨折とも呼ぶ：従来の大腿骨頚部外側骨折），転子下骨折に分類される．頚基部骨折の定義は明瞭ではなく，頚部骨折，転子部骨折のどちらにも分類しにくい頚部と転子部の移行部の骨折で，骨折線は関節包の内外にまたがっているものとされている．

---

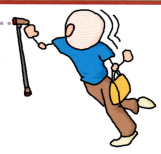

　大腿骨頚部・転子部骨折は，高齢者が転倒して受傷することが多いのが特徴である．手術で骨折が治っても，転倒する要因は治せないため，理学療法士の役割は今後も高まるものと思われる．当院ではその転倒に関する調査も理学療法評価に組み込んでいる．転び方と機能の低下が関係するのか，生活環境との関係はあるのかといった目線で臨床評価を組み立てる必要があるのが大腿骨頚部・転子部骨折である．

## B 基礎データ

### 1）発症年齢と性別

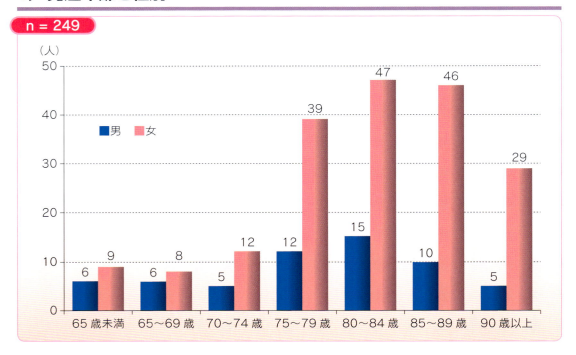

#### 👉 データから言えること

　　大腿骨頚部・転子部骨折は男性よりも女性が多く，受傷年齢は74歳までは少なく75～89歳の後期高齢者が多かった．90歳以上の人数は低下していた．
　　7年間の平均年齢の推移は80.1～80.7歳で年齢層の変化はなかった．

#### 👉 文献と照らし合わせて言えること・考えられること

　　Orimoら[4]によると，大腿骨頚部・転子部骨折に関する20年間の全国調査で，発生数が男性は1.7倍，女性は2.0倍に増加した．また，90歳以上の人口が少ないために実人数は少ないが，加齢に伴い発生率は急激に高くなる．人口1万人当たりの発生率は，60～69歳の女性は8.1人であるが，70～79歳になると39.7人，80～89歳で157.1人，90歳以上は313.6人と報告されている．高齢者の人口が増え，平均寿命が延びていることから，今後も患者数は増加することが見込まれている．

#### Q&A 大腿骨頚部・転子部骨折になりやすい人は？

　　大腿骨頚部・転子部骨折は，転倒による受傷がほとんどであるが，その背景には骨粗鬆症が潜んでいる．骨粗鬆症性骨折の主要な危険因子は，女性，高齢，低骨密度，既存骨折である．既存骨折として椎体圧迫骨折がある場合は5年以内の大腿骨近位部骨折の発生リスクは2倍となることが知られている．その他にも，喫煙（1.3倍），飲酒（2.3倍），ステロイド薬使用（2.3倍），骨折家族歴（1.2～2.3倍），運動不足，生活習慣病などが挙げられている[5]．さらに，大腿骨頚部・転子部骨折については骨密度にかかわらずBMIが低いほどリスクが高まることがわかっている．

4. 大腿骨頚部・転子部骨折に対する理学療法　63

## 2) 骨折型の割合と手術の種類

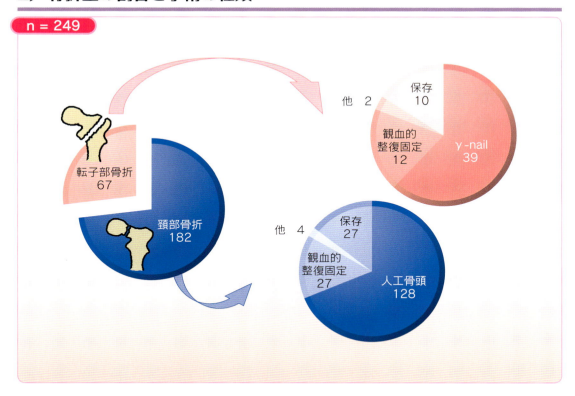

### 👉 データから言えること

　骨折型は頚部骨折が全体の3/4を占めた．手術の種類は，頚部骨折では人工骨頭，転子部ではγ-nailが多かった．頚部骨折は，骨癒合しにくいことから，釘固定などの観血的整復固定術よりも人工骨頭置換術の方が予後がよく，推奨されている．また，転子部骨折については，早期荷重が可能である髄内釘（γ-nail）が増えている．

### 👉 文献と照らし合わせて言えること・考えられること

　骨折型の割合については，転子部骨折の方が多いと報告されているが報告によりバラつきがある[6]．理由ははっきりしないが，ある地域の調査では地域差が存在し，大都市部で頚部骨折の割合が高かった．また，術式については，骨密度に合わせて術式を選定しているため，骨密度の評価も重要である．

### Q&A 頚部骨折と転子部骨折症例の特徴は？

　転子部骨折は頚部骨折に比べて強い外力で受傷する場合が多く，比較的高齢な方に生じやすい．また，痛みの侵害受容器は骨膜に多く存在するため，転子部骨折の方が痛みが強い．このように高齢者に多く，痛みが強いことから，術後は動作の獲得が遅くなりやすく，在院日数にも影響する．

## 3）術後在院日数

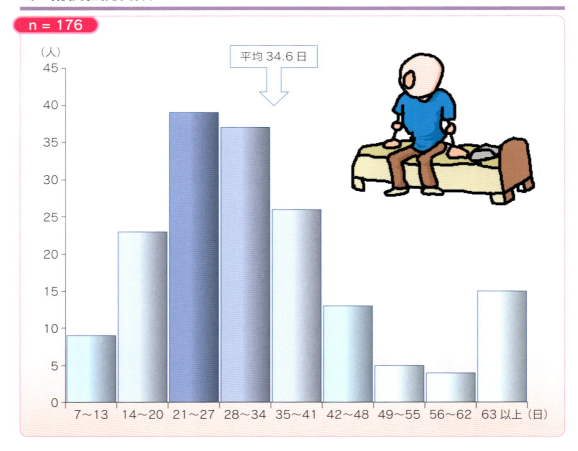

### 👉 データから言えること

　平均すると，術後3～5週間以内に転帰を迎える患者が多い．術後3週以内は，元々介助者のいる施設に入所していてその施設に戻る場合や，回復期リハビリテーション病院へ転院する場合などが多い．逆に長期化するのは，超高齢者や既往に片麻痺などの運動器の障害がある場合，他疾患を合併し全身管理が必要な場合である．

### 👉 文献と照らし合わせて言えること・考えられること

　2005年の全国調査によると，術後在院日数は48.0日であったが，2006年の診療報酬改定以降，地域連携パスを軸に地域連携医療体制が構築されている．このような地域では，急性期病院の在院日数は術後12～20日，回復期病院での在院日数は60～90日という報告が多い．当院の場合，地域連携パスは使用しておらず，地域在住の患者が多いことから長期に入院して自宅退院を目指す症例も多い．

### Q&A 欧米との違いや日本の地域による違いは？

　欧米では，手術をして5～10日間で元の生活環境に帰ることが多い．これは在宅環境が広く平らであり歩行器や車椅子が利用しやすいことや，在宅での医療体制が充実しており在宅でもリハビリテーションを受けやすい環境にあるためである．一方，日本では病院の機能特性を充実させる方針であり，急性期病院から回復期病院へ移り，自宅退院を目指すことが主流となってきている．

　地域連携は地域にある医療資源，行政圏・医療圏・生活圏の実情に立脚しているため，ある病院のデータをそのまま他の地域に当てはめることはできない．その地域の医療資源や介護保険施設などを考慮しつつ，それぞれの病院の役割を模索する必要がある．

## 4) 転帰

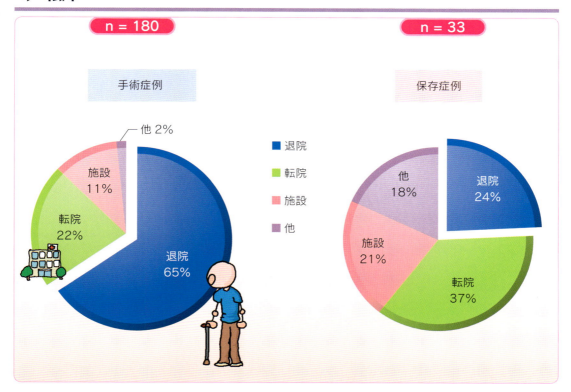

### データから言えること

手術した症例は65％が自宅もしくは元々入所していた施設に退院していた．残りの1/3は直接退院できずに，転院か施設へ入所してから自宅へ退院を目指すこととなった．保存症例は，受傷前に比べて運動機能が著しく低下することから自宅退院できる症例は24％にとどまった．

### 文献と照らし合わせて言えること・考えられること

前述のとおり，退院や転院は地域の体制が関与するため，関東圏の病院のデータでも術後症例の在宅復帰率は25～66.8％と報告は様々である[7,8]．当院は，リハビリテーション科を有しており，整形外科よりリハビリテーション科に転科して在宅の設定を行う場合もあり，比較的在宅復帰率は高い．

当骨折では早期離床を図るために手術療法が第一選択となるが，保存療法となるのは合併症を有する場合である．その場合，ADLの低下が余儀なくされ，認知面の低下や元の合併症が悪化することもあり，生命予後は悪い．

### Q&A 高齢化の影響は？

転帰に関わる身体機能以外の要因を分析した検討では，退院先決定における同居家族の有無や家族介護力の重要性が多く指摘されている[9,10]．2015年の国勢調査の結果にもあるとおり，高齢化率は年々増加し，高齢者の数は国民の1/4以上を占めている[11]．高齢化や核家族化により高齢単独世帯や高齢夫婦世帯の割合も増えている[12]．いわゆる老老介護のみならず，介助者がいないという状況であり，転帰にも大きく関わってくる．

## C 採用している評価項目とレビュー

### 1) 障害高齢者の日常生活自立度（寝たきり度）判定基準

　厚生労働省が定める基準であり，生活自立度を8段階に判定するものである．項目の意味合いから，屋外生活が自立しているランクJ，屋外は困難だが屋内生活は自立しているランクA，屋内生活にも介助を要するランクB，ベッド周辺の生活のランクCに分類される．当院では受傷前の機能把握や目標設定に役立てるために採用している．次頁以降の臨床データは，この日常生活自立度判定基準を元に群分けして結果を示している．また，個人の生活の空間的な広がりにおける移動を評価する指標として，Life Space Assessment[31] も近年利用が増えている．

臨床的おすすめ度★★★

### 2) 日常生活動作（Barthel Index：BI）

　Barthel Index（BI）は，1965年にMahoneyとBarthelによって脊髄損傷患者のために考案された指標である．現在は1979年にGrangerらによって改訂された改訂版Barthel Indexがよく用いられている．特徴は，日常生活動作を点数化し，客観的に評価できることである．採点が3〜4段階であるため細かな変化を捉えにくいことが欠点であるが，「できるADL」を評価するため，簡易的に患者の能力把握がしやすい．

### 3) 基本動作能力（Ability of Basic Motion Scale）

　Ability of Basic Motion Scale（ABMS）は，慈恵医大で作成した基本動作の評価指標であり，寝返り，起き上がり，座位保持，立ち上がり，立位保持の5項目についてそれぞれの自立度を6段階に判定する．大腿骨頚部・転子部骨折術後はROMや筋力の機能変化も重要な評価項目であるが，認知症や炎症による疼痛などの影響で計測できないことも多い．基本動作能力は，股関節の可動性や筋力，疼痛を反映し，術後早期にほとんどの症例を評価できることから臨床的にも有用である．近年，基本動作の評価指標は，Bedside Mobility Scale（BMS）など国内外でいくつか報告されている．

臨床的おすすめ度★★★

### 4) 転倒状況調査

　大腿骨頚部・転子部骨折に至った状況を本人もしくはカルテ上より調査する．受傷時間や場所，動作などの項目について，あらかじめカテゴリー化しておくことで，質問項目を統制でき，データとして活用できる．

　再び骨折することのないよう類似した環境で訓練プログラムを施行したり，退院時の生活指導を行う際に必要となる．また，受傷状況を把握することで，患者の受傷前の身体機能もおおよそ想像することができ，ゴール設定にも関与する内容である．

## 5) Berg Balance Scale（BBS）

　高齢者のバランス能力の指標として開発された[32]．姿勢保持から重心移動を伴う動作の14項目で構成され，総合的にバランス能力を評価できる．座位保持が可能であれば評価可能であるため，適用範囲は広く，これまで高齢者や脳卒中患者の転倒予測の基準値が報告されている．大腿骨頚部・転子部骨折術後のように下肢機能に左右差が生じる場合の評価結果の特徴を見出し，再転倒予防の基準値や着目する動作を探るためにこの評価を採用している．一方，天井効果が生じやすい点も指摘されている．

**臨床的おすすめ度★★★**

## 6) timed "Up and Go" test（TUG）

　立ち上がり，歩行，着座の一連の動作時間を計測するもので，簡便で対象者も理解しやすいため，世界中で広く用いられている．動作の遂行時間を指標とし，対象者間で比較しやすい．しかし，一連の動作に介助を要する場合は使用できないといった床効果が生じてしまうという問題もある．

## 7) 後進歩行，障害物回避などの応用歩行

　実生活の場面では，水平な面を快適な速度で歩くだけではない．幅広い歩行スキルを評価するためにDynamic Gait Index[33]やFunctional Gait Assessment[34]などが開発され，転倒との関連性が指摘されている．当院では骨折後の歩行自立度の判断をするために，DGIやFGAにも含まれる後進歩行や障害物回避歩行などを取り入れている．

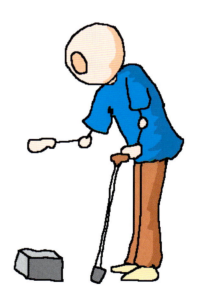

## D 臨床データ

### 1）受傷機転

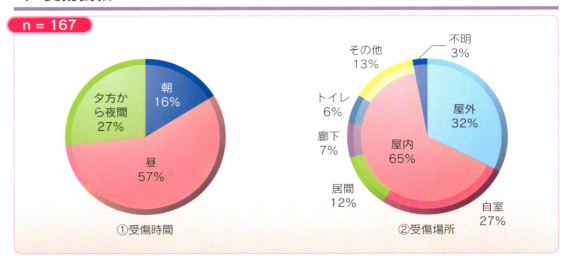

n = 167

①受傷時間：朝 16%、昼 57%、夕方から夜間 27%

②受傷場所：屋外 32%、屋内 65%、不明 3%／自室 27%、居間 12%、廊下 7%、トイレ 6%、その他 13%

#### データから言えること

　日中活動量の多い時間帯の受傷が57％を占めていた．次いで多いのが夜間帯であり，就寝途中の中途覚醒の状態で移動することでふらつき受傷に至るケースが多かった．受傷場所は，全体の65％が屋内であった．なかでも自室での受傷が多く，寝起きや着替えなど一日の多くの時間を過ごす場所であることや，プライベートな空間であるために家族の目の届かないことが原因であると考えられる．

#### 文献と照らし合わせて言えること・考えられること

　受傷時間は日中に多いという報告や，夜（17～21時）に多いという報告など様々であった．受傷場所に関しては，大腿骨頚部・転子部骨折の75％が屋内での受傷で，自室や玄関での受傷が多いと報告されており，我々の結果と同様であった[13,14]．屋外での転倒では歩行時や自転車走行時が多いと報告されている[15]．

#### Q&A 高齢者の転倒と大腿骨頚部・転子部骨折との関係は？

　65歳以上の在宅高齢者の1/5～1/4が1年に1度は転倒し，高齢になるほど転倒の発生率は高くなる．転倒した高齢者の約1割はなんらかの骨折を生じる．転倒方向やその時の手・足のつき方により骨折部位は異なる．大腿骨頚部・転子部骨折，脊椎圧迫骨折，上腕骨頚部骨折，橈骨遠位端骨折は高齢者の四大骨折といわれており，なかでも大腿骨頚部・転子部骨折は移動能力に障害をきたし，骨折によるADL低下が見込まれる．転倒による大腿骨頚部・転子部骨折の危険因子は，転倒方向（側方）や骨密度，転倒外力，BMIと報告されている[16]．

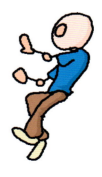

## 2）生活自立度別の受傷状況

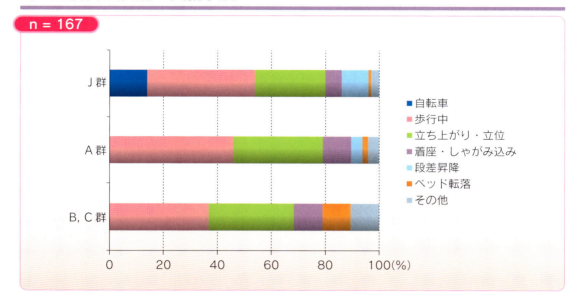

 **データから言えること～各群の特徴～**

＜J群＞
　屋外での受傷が多い．また「物を持ちながら居間を歩いていて，椅子に足を引っ掛けて転倒した」例など，外的な環境や注意力の低下が原因となっている．

＜A群＞
　屋内での転倒が75％を占める．「立位でズボンを履こうとして転倒した」など，バランス能力をはじめとする身体機能の低下が原因であった．

＜B，C群＞
　転倒（転落）しているところを他者によって発見されることが多く，受傷状況が不明であった．聴取できた者の中では家族の目の届かない場面で歩行して転倒する例や，家族介助下で歩行中に転倒する例が多かった．

**文献と照らし合わせて言えること・考えられること**

　大腿骨頚部・転子部骨折患者の転倒状況とBI得点を比較した検討では，夕方～深夜，トイレで転倒した者のBI得点は低く，9～13時，屋外や玄関で転倒した者の得点は高いと報告されている[14]．

**Q&A 再転倒率の割合は？**

　Lonnroosら[20]の報告によると，501例の大腿骨頚部・転子部骨折患者を2年間フォローし，1年目で5.1％，2年目で8.1％に2回目の骨折が発生した．また，福島らは，835例の調査で94例（11％）が2回目の受傷をし，そのうち3年以内が51％，5年以内が71％であった[21]．大腿骨頚部・転子部骨折患者には，再転倒予防策を講じることが重要である．

## 3）受傷前後の Barthel Index（BI）変化

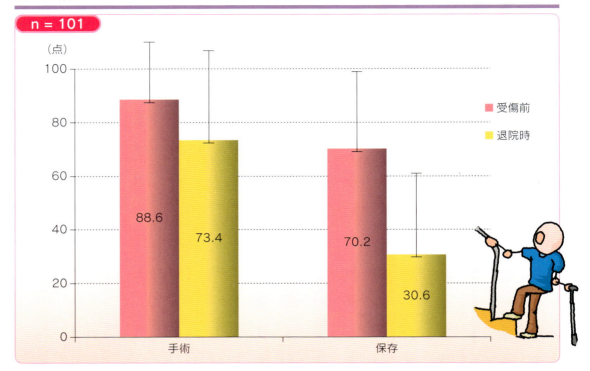

### データから言えること

手術した症例のBIは受傷前が88.6点，退院時が73.4点に低下していた．BIの各項目では，移動や階段昇降が低下する傾向にあり，食事や整容の項目は受傷前後でほとんど変化がなかった．保存症例は，73.4点から30.6点に大きく低下した．

### 文献と照らし合わせて言えること・考えられること

小久保らは受傷前BI 85点以上では入院期間に余裕のある亜急性期病床で後療法を行い，自宅退院を目標とし，BI 85点未満では術後3週での転院を目標にすると報告している[16]．また，大腿骨頸部・転子部骨折後に多くの患者のADLは低下し，受傷前のレベルまで回復するのは約半数といわれるが，当院の結果も同様であった．

### Q&A 転倒への恐怖心はADLにも影響するか？

古賀らは，Modified Falls Efficacy Scare（MFES）を使用して転倒骨折後の転倒恐怖感を調査した．その結果，自宅復帰した患者の約52%が転倒恐怖感を感じており，転倒恐怖を感じている者はそうでない者と比較してBI得点が有意に低かった[17]．当院のデータにおいて退院時のBI得点が低下しているのは，転倒恐怖感を有していることも関連している可能性がある[18]．

## 4) 受傷前後の日常生活自立度の変化

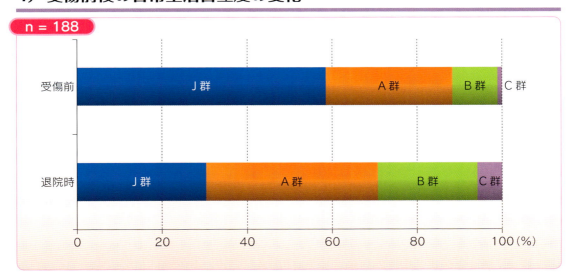

### データから言えること

受傷前はおよそ8割が屋内自立以上で，6割が屋外自立であるが，退院時には屋内自立が5～7割，屋外自立が3割程度となり，移動能力が低下していることがわかる．特に屋外移動には見守りや介助を要することが多い．

### 文献と照らし合わせて言えること・考えられること

Sakamotoらは，受傷から1年後の日常生活自立度の変化をみており，受傷前にADLが自立していた者（J）が骨折前51.4％から1年後は35.6％に，屋内生活が自立していた者（A）が骨折前36.5％から1年後は30.9％に減少していたと報告している[19]．これは当院の割合とほぼ同等であり，受傷からおよそ1ヵ月後にあたる退院時の日常生活自立度が1年後にも反映されることを意味する．

### Q&A 長期的なQOLの変化は？

EuroQolを用いて椎体骨折や手関節骨折を含めた脆弱性骨折後のQOL変化を調べた報告では，大腿骨頚部・転子部骨折後は他の骨折に比べて受傷後のQOL低下が大きかった[20]．受傷後3ヵ月から1年にかけて回復するが，1年後でも受傷前よりもQOLは有意に低いままであった．骨折後は運動機能の低下のみならず，転倒後の恐怖心も加わり，HRQOLは受傷前よりも低いままにとどまることが多いとされている[21]．

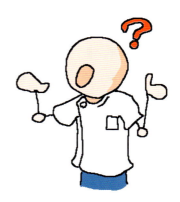

## 5）起き上がり，立ち上がり動作の術後経過

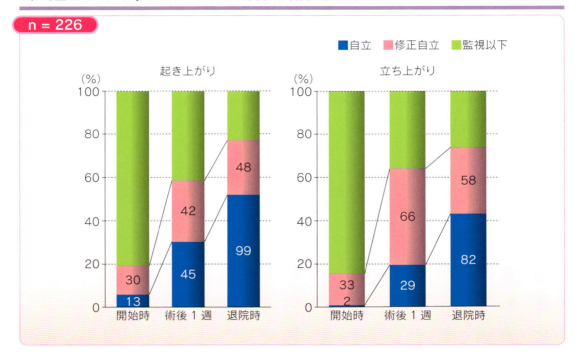

### 👉 データから言えること

　起き上がり，立ち上がり動作ともに，術後2日目のリハビリ開始時には独りで行える症例は20％にも満たないが，術後1週には約60％の症例がなんらかの方法で自立できている．退院時には70％以上の症例が自立していた．また，退院時にも20％の症例は自立できていないが，これには元々介助を要していた症例も含まれる．

### 👉 文献と照らし合わせて言えること・考えられること

　起き上がりは上肢，下肢，体幹の複合的な動作であることから，協調的な筋活動が必要である[22]．また，立ち上がり動作は，膝関節伸展，股関節伸展筋力が必要な動作である[23]ため，両下肢の筋力評価の一助にもなる．認知症を有する場合や炎症期で機能評価ができない術後早期の能力経過を追うことは有用である．これらの動作ができていれば離床時間が延び，活動性が向上することから，機能予後にも影響すると考えられる．

### Q&A　立位での患側への荷重量が歩行に影響するのか？

　体重計や重心動揺計を用いて簡便に評価できるため，立位能力として患側下肢への荷重率を検討した報告は多い．経過に伴う患側荷重率の向上は痛みの軽減と筋力の回復によるところが大きい．谷ら[22]は，術後1週目の荷重率が受傷前歩行能力の再獲得を予測する指標になりうると報告している．

　一方で，立ち上がり動作時に患肢に荷重ができていない場合も多く，その荷重量はバランス能力にも影響していることから近年注目されている．

## 6) 歩行能力の術後経過

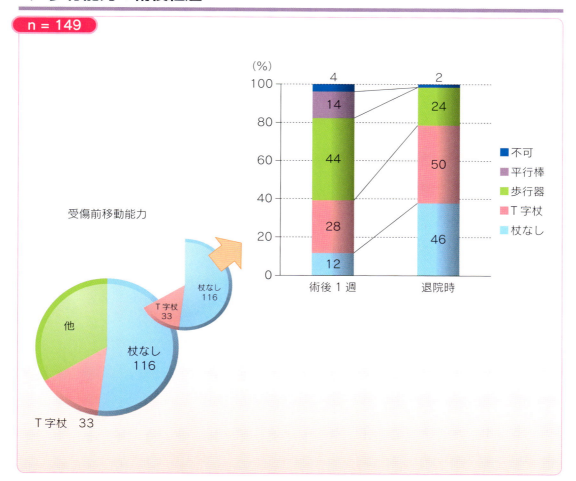

### データから言えること

術後1週の時点では，平行棒内歩行は15％，歩行器歩行は40％，T字杖歩行まで獲得できているのは40％であった．退院時には80％以上がT字杖以上の歩行が可能となった．また，術前の歩行能力が杖なしおよびT字杖歩行が可能であっても，およそ2割は退院時に術前の能力まで回復できなかった．

### 文献と照らし合わせて言えること・考えられること

白井ら[23]は，術後1週の歩行能力に着目し，退院時に杖歩行を獲得する確率を検討している．術後1週の歩行能力が平行棒以下では24.2％，歩行器では86.7％，杖歩行以上では100％であった．当院のデータでも同様の結果であり，術後1週の歩行能力は予後予測の指標となる可能性がある．

### Q&A 予後予測に有用とされている能力評価は？

骨折後の歩行能力の予後予測因子として，受傷前能力や年齢，認知症の有無などが挙げられているが，PTによる術後早期の能力評価を加えることで予後予測の精度は高められるはずである．過去には，平行棒内往復の時間を測る修正TUGや，基本動作能力，立ち上がりの反復回数（CS-30）や時間（SS-10）を計測するものなど，様々な評価方法が検討されている．

## 7) Berg Balance Scale (BBS)

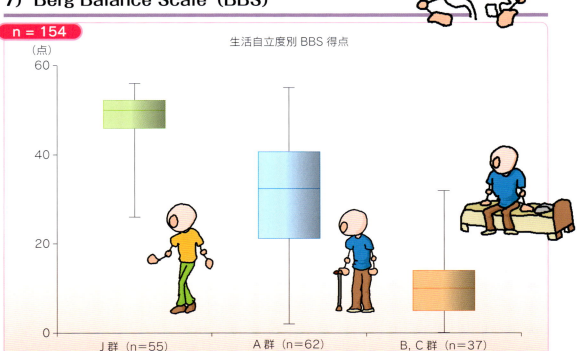

生活自立度別 BBS 得点

n = 154

### データから言えること

日常生活自立度別にみると，J群（屋外自立）は48.3±6.7点，A群（屋内自立）は31.4±12.1点，B群（屋内介助）は11.1±7.6点で各群に差がみられた．A群は標準偏差が大きく，最大55点，最小2点と幅が大きかった．

### 文献から言えること

地域高齢者を対象とした検討において，転倒予測のカットオフ値は45点や48点とされている[24～26]．我々の結果では，屋外自立度を判断するためのカットオフ値は42点となり，先の基準と照らし合わせるとやや低い値となっている．大腿骨頚部・転子部骨折で片側下肢機能が低い場合は評価点が低くなることや我々の自立度判断の甘さがうかがえる結果なのかもしれない．

### Q&A BBSの中でも着目すべき下位項目はどれ？

高齢者や脳卒中片麻痺について，項目を精選し簡便に評価しようとする報告が散見される[27～29]．我々は，大腿骨頚部・転子部骨折症例について，各項目の得点分布の差から特徴を見出した．屋外自立度との関わりが高い項目は，患肢での支持性を必要とし比較的難易度の高い「片脚立位」や「段差踏み変え」だけでなく，「立ち上がり」「着座」などが挙がった．立ち上がりや着座は，上肢支持が必要かどうかが自立度との関連が高く，着目すべき項目として捉えている．

## 8) timed "Up and Go" test (TUG)

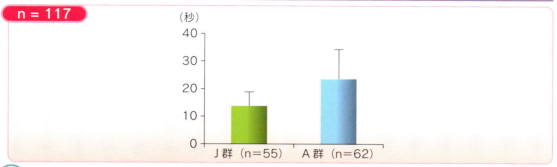

- データから言えること
  TUG は J 群（13.7 秒）が A 群（23.6 秒）に比べて速かった．
- 文献から言えること
  TUG は 20 秒以内であれば屋外外出可能．13.5 秒以上は転倒リスクが高いと報告されている．

 **大腿骨頸部・転子部骨折患者で TUG を測定する目的は？**
当院では歩行自立度の判断をするための指標のひとつとして用いている．

## 9) 後進歩行，障害物回避歩行

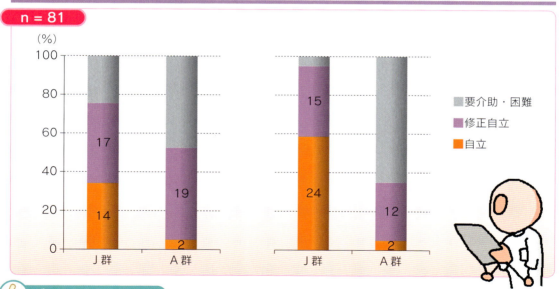

- データから言えること
  後進歩行や障害物回避歩行は，A 群は半数以上が介助を要した．
- 文献から言えること
  地域高齢者が屋外外出可能となるには，20 cm 程の段差を越える能力が必要といわれており[30]，当院のデータでも同様の結果といえる．

**多くのテストの中で歩行自立度と関連が高いのはどれ？**
我々は，BBS，TUG，歩行距離，応用歩行を説明変数とした多変量解析（決定木分析）を行い，BBS が 46 点以上で連続 300 m 以上歩ける場合，あるいは 300 m 未満でも後進歩行が可能な場合に屋外歩行が自立できるという判断基準モデルが提示された．

## E 理学療法関連学会における潮流

### 1） 2000 年以前の潮流

■ 1980 年代

　1980 年代に制定された老人保健法では，予防から治療，リハビリテーションまで総合的な保健医療サービスを提供することを目指し，機能訓練や訪問指導といったリハビリテーションが施設以外の住みなれた地域で提供されるようになった．学会演題をみると，病院でのリハビリテーションを経て地域に戻った症例の経過を追った報告が多く，受傷から 1 年後の長期的な変化や，年代ごとの経過の違い，認知症の影響など様々な視点から受傷後の経過を捉えようとしている．

■ 1990 年代

　長期療養型施設におけるいわゆる「つくられた寝たきり」が問題となり，厚生省は高齢者保健福祉推進 10 ヵ年戦略（ゴールドプラン）や老人保健福祉計画に基づき，「寝たきり老人ゼロ作戦」を推進した．この時に作成されたのが，障害老人の日常生活自立度（寝たきり）判定基準で，保健・医療・福祉の各分野において共通の尺度として活用された．1992 年の診療報酬改定では，老人早期理学療法が新設され，早期の濃密なリハビリテーションが重要視された．大腿骨頚部骨折のリハビリテーションにおいても，廃用予防や合併症予防の観点から早期離床を目的としたプロトコール導入を行い，その成果が報告されている．これにはインプラントの改良により固定性が改善し，早期荷重ができるようになったことも背景にある．日本理学療法学術大会におけるいくつかの報告から術後の後療法スケジュールをみると，1990 年代前半は患側への荷重開始までに 2 週間，退院までに約 3 ヵ月を要していたが，1990 年代後半には 3〜7 日で全荷重，1.5 ヵ月で退院となっている．

　歩行の予後予測など後方視的にデータを分析するような検討がなされており，現在のガイドラインにもある通り，受傷後の歩行の可否には受傷前機能や認知機能，合併症などの影響が強いことはこの頃から示されていた．また，身体機能をできる限り客観的に表し，動作との関連から基準値を求めようとする報告が増えている．とくに筋力は，等速性運動測定機器 Cybex や等尺性筋力測定機器 hand-held dynamometer を用いて歩行が可能となる筋力を求めている．このように，1980〜1990 年代は早期離床を図り，歩行予後に関わる因子を探ろうとする検討が多くなされていた．

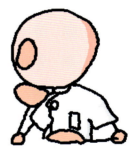

### 2） 2000 年以降の潮流

■ 2000 年以降

　介護保険や地域連携パスの導入がリハビリテーションのあり方に強く影響してきた．2000 年に回復期リハ入院基本料が診療報酬に導入され，同時に介護保険がスタートしたことにより，急性期，回復期，維持期それぞれの診療体制が整備され始めた．急性期病院では，包括医療費支払制度（DPC）導入などにより在院日数が短縮され，周術期管理後はより専門性の高い回復期病院でリハビリテーションを行うことが主流となってきた．理学療法学会においても，1990 年代後半から引き続き，歩行予後や術後経過を分析した報告は多く，クリニカルパス導入や実施単位数と在院日数の関係などから術後早期のリハビリテーションのあり方を検討している．また，介護保険が導入され，退院に向けた在宅設定や介護サービスに関する報告や，歩行予後だけでなく転帰に関わる因子を分析する検討も増えている．

　2006 年の診療報酬改定では，大腿骨頚部・転子部骨折の地域連携パスを用いた診療連携体制に地域連携診療計画管理料，2010 年には回復期病院を退院した後，地域の診療所で診療システムを構築することに対して地域連携診療計画退院時指導料が与えられるようになり，連携体制が確立されてきた．このよ

うに，急性期病院では周術期のリスク管理を行いつつ早期離床を実践する，回復期病院では退院前訪問指導と試験外泊を徹底し在宅生活をめざす，といった機能分化がはっきりとしてきた．学会における報告では，急性期，回復期それぞれの立場における要因分析が継続され，近年では急性期から回復期にかけて他施設共同での長期にわたるデータをもとにした分析もみられる．急性期病院では，2008年以降の後療法は術後2～3日で全荷重が許可される病院が多くなり，術後経過に合わせて栄養摂取状況や血液データ，合併症を含めた検討に広がっている．また，回復期では機能評価やパフォーマンステストなどの評価法の基準値を求めるような検討が増えている．

一方で，2005年および2011年に日本整形外科学会/日本骨折治療学会より発行された『大腿骨頚部/転子部骨折診療ガイドライン』の中で，骨折後のリハビリテーションの効果に関しては「確立したリハビリテーションメニューはない」とされている．患者教育，筋力増強訓練，歩行指導，電気刺激などが試みられ，それぞれの報告ではその有効性が示されるものの，研究デザインやアウトカム設定の問題があると指摘され，エビデンスとしては一定の見解に至っていない．学会演題ではリハビリテーションメニューについて，在宅での練習メニュー，免荷歩行装置，立ち上がり練習，電気刺激併用筋力増強運動などの効果を求めた検討がなされている．近年では，RCTを含めてより高いエビデンスを求めた研究も増えている．

以上のように，大腿骨頚部・転子部骨折のリハビリテーションは，高齢者に特有の疾患であり加齢変化や多くの合併症，さらには社会・医療情勢を考慮しながら発展してきた．歩行が可能となるための要因や転帰を決定する要因を探るために，後方視的に多変量解析を中心とした検討が様々な視点から行われ，今でも継続されている．我々も地方理学療法学会にて大腿骨頚部・転子部骨折に関する演題を積み重ねてきた．術後早期の動作能力をもとにした予後予測，再転倒予防のための動作能力評価や転倒状況調査に関する内容である．今後は，効果的な介入方法について提言できることが我々の課題である．

主要学会である日本理学療法士学会の演題を，医学研究データベースである医中誌にて検索すると（「臨床理学療法/理学療法学」に掲載されている「大腿骨頚部骨折or転子部骨折or近位部骨折」の会議録），2000年以前は39題，2001年以降は390題が抽出された．大腿骨頚部・転子部骨折は，高齢者に最も多い外傷のひとつで，急速な高齢化を迎えている我が国では増加の一途をたどっている．受傷後の機能低下は，生活動作の変化に直結し要介護状態になりやすいことからも，高齢者医療や福祉のあり方を考える意味でも注目される疾患である．これまでの大腿骨頚部・転子部骨折後のリハビリテーションは，医療技術の発達や医療情勢（診療報酬制度）の変化に相互に影響し合い発展してきた．

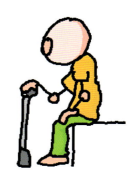

## ▶文 献

1) 日本整形外科学会/日本骨折治療学会（監）：大腿骨頚部/転子部骨折診療ガイドライン，南江堂，東京，p10，2011
2) 骨粗鬆症の予防と治療ガイドライン作成委員会（編）：骨粗鬆症の予防と治療ガイドライン2015年版，ライフサイエンス出版，東京，p56-57，2015
3) 畠山勝義ら：標準整形外科学，第14版，医学書院，東京，p804-805，2016
4) Orimo H, et al：Osteoporos 4：71-77，2009
5) 骨粗鬆症の予防と治療ガイドライン作成委員会（編）：骨粗鬆症の予防と治療ガイドライン2015年版，ライフサイエンス出版，東京，p2-3，2015
6) 堀井基行ほか：京府医大誌124：1-12，2015
7) 内藤裕治ほか：日本関節病学会誌33：487-494，2014
8) 田中瑞栄ほか：Osteoporosis Japan 23：207-212，2015
9) 川端悠士ほか：日農医誌62：610-617，2013
10) 市村和徳ほか：整形外科54：585-588，2003
11) 2015年国勢調査
12) 国立社会保障・人口問題研究所（編）：日本の世帯数の将来推計（全国推計），p1-33，2013
13) 福島 斉ほか：関東整災外会誌42：45-49，2011
14) 松井康素：Geriatr Med 44：219-224，2006
15) 服部耕治ほか：中部整災誌50：899-900，2007
16) 小久保吉恭ほか：臨整外41：779-778，2006
17) 古賀隆一郎ほか：日職災医誌62：23-26，2015

18) Klotzbuecher CM, et al：J Bone Miner Res **15**：721-739, 2000
19) Sakamoto K, et al：Orthop Sci **11**：127-134, 2006
20) Lonnroos E, et al：Osteoporos Int **18**：1279-1285, 2007
21) 福島達樹ほか：整形外科 **53**：380-383, 2002
22) 谷　勇介ほか：高知リハ学院紀 **12**：45-49, 2011
23) 白井智裕ほか：理療科 **30**：213-217, 2015
24) Berg K, et al：Scand J Rehab Med **27**：27-36, 1995
25) Bogie Thorbahn LD, et al：Phys Ther **76**：576-585, 1996
26) Harada N, et al：Phys Ther **75**：462-469, 1995
27) 松嶋美正ほか：理学療法学 **37**：403-409, 2010
28) 松嶋美正ほか：理療研 **23**：43-49, 2006
29) Chou CY, et al：Phys Ther **86**：195-204, 2006
30) Lerner-Frankiel MB, et al：Clin Manag **6**：12-15, 1990
31) Peer C, et al：Phys Ther **85**：1008-1019, 2005
32) Berg KO, et al：Physiother Can **41**：304-311, 1989
33) Shumway-Cook A, et al：Phys Ther **77**：812-819, 1997
34) Wrisley DM, et al：Phys Ther **84**：906-918, 2004

（吉田啓晃，三小田健洋）

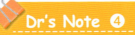

## 大腿骨頚部骨折受傷と骨粗鬆症の関係

　男女を問わず加齢に伴う性ホルモンの減少は骨密度を低下させ，転倒程度の外力でも大腿骨頚部に骨折を発生させる．女性では閉経と共に，男性でも60歳以降，性ホルモンが減少することにより骨密度が低下する．さらに性ホルモンの低下により，身体の老化を誘導する因子である「活性酸素の増大による酸化の亢進」により骨の主要な構成成分であるコラーゲン蛋白が劣化し，骨強度が低下することがわかってきた．骨は材質学的には鉄筋コンクリートに例えることができる．鉄筋に相当するのが棒状の蛋白質であるコラーゲンで，コンクリートに相当するのがカルシウムである．鉄筋＝コラーゲンが老化すると終末糖化産物（AGEs）という「錆」に相当する物質が沈着して骨折しやすくなる．骨密度が低下していない症例でもコラーゲンの老化が強い症例では骨粗鬆症性の骨折を起こす．コラーゲンの老化は，糖尿病や腎不全，メタボリック症候群などにより進行する．糖尿病などの生活習慣病例では，骨密度が正常でも骨折するが，骨のコラーゲンの老化に原因がある．

　骨は常に新陳代謝しており，コラーゲンも新陳代謝が旺盛である．コラーゲンの老化を防止するためには適切な骨粗鬆症治療薬の使用のみならず，適切な力学負荷を骨に与えることが重要である．このため大腿骨頚部骨折例に対しても術後早期に力学負荷（筋力訓練，荷重訓練）を行い，かつ継続することにより骨のコラーゲンは改善する．同時に適切な力学負荷は，コンクリートであるカルシウムの増加をも誘導することから，術後のリハビリテーションの早期介入はADLの獲得のみならず骨強度を高めるためにも重要である．

▶文　献
1) 斎藤　充：Clin Calcium **20**：520-528, 2010
2) Saito M：Osteoporos Int **21**：195-214, 2012

（東京慈恵会医科大学整形外科学講座　斎藤　充）

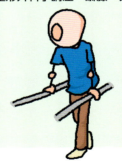

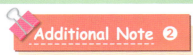

# スポーツ傷害における理学療法データ

「スポーツ傷害」とは，スポーツ活動中の「外傷」と「障害」の総称である．スポーツ外傷は，スポーツ中の外力（external force）や自家筋力などの内力（internal force）によって生じる運動器の構造および機能の破綻であり，本人の身体的な特徴やパフォーマンス能力がケガの原因になることは少ない．一方，スポーツ障害は，過用（overuse）や長期的に同じスポーツを続けていることで体の一定の部位に負担がかかって起こる微細損傷の慢性化と捉えられるが，力学的に不利な運動様式によって局所にストレスが集中する誤用（misuse）の要因も含まれる．そのため，運動学や機能解剖に基づいた評価やアプローチによって，正しい動作を獲得させ再発予防することが求められる．スポーツ・ウェルネスクリニック（以下，当科）としても代表的な投球障害肩を例に挙げると，投球動作は全身の運動連鎖から成り立ち，上肢帯のみならず下肢の柔軟性や体幹の安定性，さらに，良好な投球フォームの獲得などが重要である．これらのうち，いずれかに問題が生じると運動連鎖に破綻をきたし，非効率的な投げ方から，投球障害肩を生ずる．そこで，アプローチとしては，全身の身体機能（当科では肩関節機能21項目，体幹・下肢機能11項目）を評価し，さらに，投球フォーム分析をし，両者の関連性を捉えたうえで問題点に対して治療を施行していくことが重要となる．つまり，スポーツ障害に対しては，身体的機能面とパフォーマンス能力といった両者に対するアプローチが必要となる．

当科の過去5年間（2,808症例）の特徴としては，【性別】男性68.2%，女性31.8%，【年代】10歳未満1.2%，10～20歳代49.4%，30～40歳代31.4%，50歳以上18%，【スポーツレベル】Tegner activity level scale 7以上52.3%，6以下47.7%，【スポーツ傷害】外傷43.8%，障害56.2%，【診断（障害）名】膝靱帯損傷22.1%，膝半月板損傷12.6%，投球障害肩11.2%，腰椎分離症5.7%，肉ばなれ4.1%，腸脛靱帯炎4.1%（上位のみ記載），【傷害部位】膝関節40.3%，肩関節17.9%，腰部13%，足関節9.5%，肘関節5.1%，股関節5.1%，大腿部3.9%，下腿部3.8%，頚部1.4%であった．選手の復帰判断基準は我々が考案したJスケール（参加状況・自覚症状：5段階，医学的評価の他覚所見・画像所見：3段階）（**表1**）を活用し，スポーツレベルの高い選手から中高年者のスポーツ愛好家に対し，運動連鎖を考慮した全身の治療に加え，パフォーマンス指導を含むアスレティックリハビリテーションを施行することで，全体の8割の選手が元の競技に約1ヵ月で部分練習，3～4ヵ月で部分復帰，5～6ヵ月で完全復帰に至っている（膝前十字靱帯再建術後は7.5～10ヵ月で完全復帰）．

**表1　Jスケール**

| | 参加状況 | | 自覚症状 | | 他覚所見 | | 画像所見 |
|---|---|---|---|---|---|---|---|
| A | 完全試合復帰 | 5 | 自覚症状なし | P-0 | 所見なし | G-0 | 所見なし |
| B | 部分試合復帰（練習Full） | 4 | 運動中の違和感 運動後の軽度疼痛 | P-1 | 軽度 [軽度の圧痛，可動域制限，筋タイトネス（80%以上）] | G-1 | 軽度（MRIでの炎症，浮腫など） |
| C | 部分練習 | 3 | 運動中の軽度疼痛 | P-2 | 高度 | G-2 | 高度（骨折，断裂など） |
| D | 局所外トレーニング | 2 | 運動中の持続疼痛（ADLでの疼痛なし） | | | | |
| E | 運動不可 | 1 | ADLでの疼痛 | | | | |

選手の試合や練習における参加状況と自覚症状を5段階に分類した．
さらに，医学的所見を付加項目として，他覚所見（P）と画像所見（G）を3段階に分けた．

（川井謙太朗）

# 5 パーキンソン病に対する理学療法

## A 定義

### パーキンソン病とは

#### 難病情報センター（2015年）より

黒質のドパミン神経細胞の変性を主体とする神経変成疾患である．4大症状として①安静時振戦，②筋強剛（筋固縮），③無動・寡動，④姿勢反射障害を特徴とする．最近は運動症状のみならず，自律神経症状や精神症状などの非運動症状も注目されている．

#### 『理学療法診療ガイドライン 第1版（2011）』より

パーキンソン病（Parkinson's disease）は中脳黒質緻密層，青斑核などの脳幹部のメラニン含有神経細胞の変性・脱落を病変とする進行性変性疾患である．50～60歳以降の高齢に発症することが多く，有病率は人口10万対100～150人程度とされる．神経難病の中では有病率が高く，高齢社会の進展と共に患者数は漸増傾向にある．静止時振戦，固縮，無動，姿勢反射障害を四大徴候とし，運動機能障害以外にも自律神経症状，精神症状，認知障害，睡眠障害などを伴うことも多い．L-dopa薬をはじめとする抗パーキンソン病薬により，症状の軽減をみるようになっている．しかし，長期的には症状は進行し，抗パーキンソン病薬の副作用による症状の変動（wearing off現象，on-off現象），ジスキネジア，幻視・幻聴などの精神症状の出現などが問題となる．

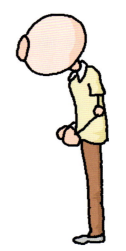

パーキンソン病は理学療法士が対象とする第6位の疾患であり（筋骨格系，認知症を除くと第4位となる），難病では第1位である．各種ガイドラインにより，運動療法による一次的障害に対する効果があまり期待できないとされるなか，機能・能力障害を専門とする理学療法士に何ができるかが問われている．当院では，パーキンソン病に対する取り組みとして基本動作能力に焦点を当てた評価と介入を行っている．なかでも，10 trialと銘打った寝返り，起き上がり，立ち上がり，歩行といった動作の繰り返し練習を行っている．疾患特異的評価指標として，数年前よりHoehn and Yahr stageは改訂版に変更しており，一方でMDS-UPDRSの導入は検討した結果行っていない．

## B 基礎データ

### 1) 年齢と性別

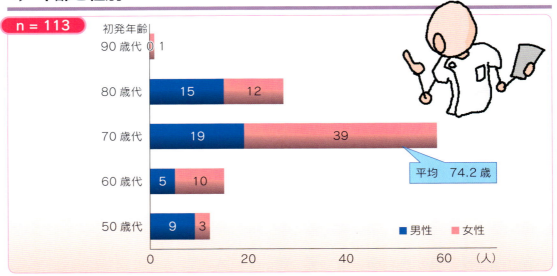

**データから言えること**

パーキンソン病の特徴として中年以降での発症が多いといわれているが，同様に50歳代以降の症例となった．40歳以下で発症する若年性パーキンソン病の症例は認めなかった．当科の対象としている患者は，74.2歳と後期高齢者となる75歳に近い年齢に平均値が得られた．年齢の分布をみても，70歳代，80歳代の症例が多く，パーキンソン病患者全体の高齢化が認められる．性差については，各年代で違いがあるものの，全体としては，男性：女性が2：3と女性が多く認められた．

**文献と照らし合わせて言えること・考えられること**

発症年齢は50〜65歳に多いが，高齢になるほど発症率が増加するとされており，高齢社会の進展とともに患者数は漸増傾向である．また木村らによると，診断率の向上や治療の進歩による生命予後の改善が患者数の増加の要因ともされており，当院における患者の平均年齢も今後さらに上がっていくことが予測される．性差について本邦では女性が多いとする報告が散見されるが，理由については未解明とされている[1]．

### Q&A 本邦での有病率は？

本邦における有病率は10万人当たり100〜150人といわれている．欧米では10万人当たり300人と見積もられており，日本の有病率はやや低い[2]．厚生労働省の調査では，平成26年度に16万3千人と毎年増加している．

### Q&A 発症年齢と予後との関連は？

重症度は13〜14年程度で進行するという報告があり，発症年齢が早いほど重症度が高い状態での生活が長くなるといえる[2]．一方，高齢になってからの発症では，パーキンソン病に加えて加齢の要素が重なることで二次的合併症のリスクが高くなることが予想される．パーキンソン病自体で死に至ることはないが，誤嚥性肺炎や尿路感染，転倒・転落などによる外傷が直接の死因となることが多く，これら二次的合併症のリスクが予後に影響を及ぼしている．若年発症のパーキンソン病では，Hoehn and Yahr stage IIIまでの時間が長く，進行が緩やかであるタイプの症例も報告されている．

### Q&A 年齢は治療効果に影響するのか？

年齢の違いによる治療効果の差についての報告は確認されない．しかし，抗パーキンソン病薬など薬剤への適応による問題が生じる．Wearing off 現象では，薬効が徐々に弱くなり，薬の効く時間が短くなって，薬の内服時間に対応して症状が変動する．L-dopa 治療開始後，4〜5 年で発症する症例が多くなる[3]．さらに進行した状態では，on-off 現象を生じる．これは，L-dopa 治療開始後，7 年前後で発症する症例が増え，内服時間とは関係なく急激にパーキンソン病症状が増悪する[3]．その他，on 期である薬効がピークの時に生じることが多いジスキネジアなど，抗パーキンソン病薬治療が長期になるほど，そのリスクは高くなる．つまり，抗パーキンソン病薬治療に伴う症状は，発症年齢が早いほどリスクが高いと予測される．

### Q&A 地域による差はあるのか？

発症率に地域差があるという報告は確認されない．明らかな人種差や地域差があるのかは不明であるが，発症率はアジア人の場合，白人と比較し 1/3〜1/2 程度とする報告がある[4]．また，本邦での有病率は増加傾向にあり，この原因を高齢化に伴うパーキンソン病患者の増加や，治療の進歩による生命予後の延長とする報告がある．以上のことから，地域によるパーキンソン病患者の年齢層の違いはある可能性が考えられる．一方で，高齢化や生命予後の改善など，年齢による要因の調整後の有病率は，以前と比べてほぼ変化がないとする報告もある[4]．

## 2）入院目的

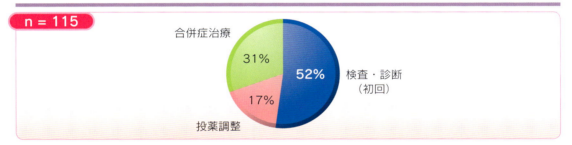

### 📌 データから言えること

全患者数の半数が初発症状に対する検査，診断目的の入院となっている．確定診断に伴い，投薬による治療が開始される．その後，疾患の進行に伴い投薬の調整が必要になるが，投薬調整目的の入院は 2 割弱と少ない．これは，重度な症状の増悪以外は，外来における投薬調整が多いことが推測される．ここまでの症例は，神経内科が主科である入院がほとんどであり，合併症治療では，肺炎であれば呼吸器内科，骨折など骨関節障害であれば整形外科など，その症状に合う科が兼科となる入院となっている．リハビリに関しては，あらゆる状況の症例に対して主科から依頼が出ていることがわかる．

### 📌 文献と照らし合わせて言えること・考えられること

パーキンソン病の進行に伴う合併症の出現は必然のものといえる．特にパーキンソン病の死因として約 60％を占めるといわれている誤嚥性肺炎は，突然の発症を繰り返す難治性肺炎が多く，当院でもパーキンソン病患者全体の 1/3 を占める合併症治療を目的とする入院の多くがこれである[5]．

### Q&A 入院目的によりパーキンソン病重症度は異なりますか？

検査・診断目的の初回入院では，比較的軽症である症例から姿勢反射障害を有する症例が多い印象を受ける．投薬調整の場合，薬剤の効果が得られていれば自宅での生活を送ることができており，ADL が自立している例がほとんどである．合併症治療になると，寝たきりで ADL に介助を要するような重症な症例が主となる．

## 3）入院期間

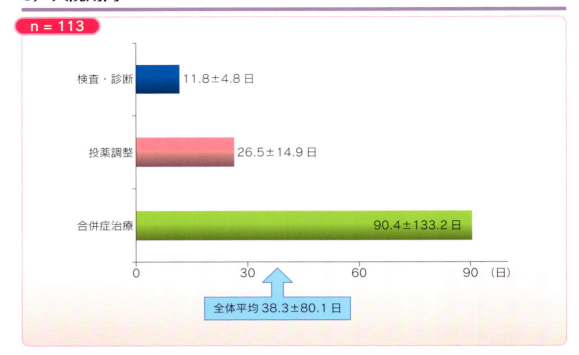

### データから言えること

　検査・診断目的の入院に関しては，検査および診断後の投薬開始がプロトコール化されており，おおむね2週間程度の入院となっている．症状増悪に対する投薬調整については，入院時の投薬状況や病態も様々であり，症状の改善を見極めるためには1ヵ月ほどの期間を要する．合併症については，重症化する肺炎や骨折などが挙げられ，数ヵ月の入院となる症例も少なくない．

### 文献と照らし合わせて言えること・考えられること

　入院期間について前田ら[6]は，平均71±46日と報告している．対象となった症例の入院目的が不明であるが，リハビリテーション病院による調査であるため，当院の対象とは異なることが考えられる．施設あるいは入院目的により，入院期間の傾向が異なってくることがわかる．

### 転帰は？

　検査・診断，投薬調整は大半が自宅退院となる．合併症治療は，重症例も多く，介護者などがいる家庭では社会資源を利用して自宅退院する場合もあるが，そうでない場合は転院する症例も少なくない．一方，介護保険導入後，在宅復帰前に施設利用の増加，施設入所までの待機病院への入院により転院率の増加，入院期間の延長を認めたという報告もある．

### 再入院率は？

　投薬調整，合併症治療目的の症例は，再入院であることがほとんどである．症状の悪化に伴うADL低下により66％の患者が再入院するとの報告もある[7]．

## 4）既往歴

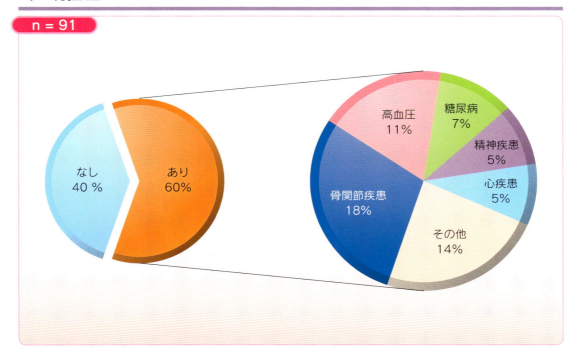

### データから言えること

　最も多い骨関節疾患は，異常姿勢の進行により生じる変形疾患や転倒による外傷を示している．パーキンソン病の進行に伴い生じる精神疾患も上位を占めている．一方，糖尿病や高血圧症も上位を占めており，パーキンソン病患者においても生活習慣病リスクを有することが考えられる．

### 文献と照らし合わせて言えること・考えられること

　パーキンソン病では前傾前屈姿勢などの異常姿勢は必発といえる．その姿勢を原因とする腰痛症罹患率は60～70％と報告されている[8]．しかし，その治療についてのエビデンスは少なく，理学療法士による可動域訓練などが挙げられている．また，パーキンソン病における生活習慣病に関する報告も少ない．疾患の進行に伴い活動量が制限されていくパーキンソン病患者にとっても，生活習慣病に関する対応は重要な問題となりうる．

### Q&A 既往歴の有無により入院期間は変わるのか？

　腰痛症など離床の阻害因子となる既往や，精神疾患を有する症例は，既往がない症例と比較すると，入院期間が長くなる印象を受ける．疾患の進行，経過の長さにより既往も増えていくことから，理学療法士介入時の既往歴の把握は，その後の治療方針に影響する因子となりうる．

## 5) 転倒歴

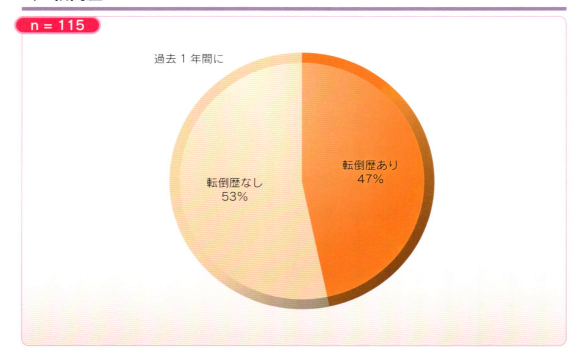

n = 115

過去1年間に
転倒歴なし 53%
転倒歴あり 47%

### データから言えること

2人に1人は転倒歴がある結果となった．パーキンソン病重症度が比較的軽症な症例にも転倒歴を認める結果となった．地域在住高齢者の転倒歴は約20％といわれており，その2倍以上という結果から，パーキンソン病患者の転倒リスクの高さがうかがえるデータとなっている．

### 文献と照らし合わせて言えること・考えられること

パーキンソン病患者の過去1年の転倒歴を調査したものには70％近い結果を報告したものがあり，同様の結果となっている[9]．入院目的や病期も異なる患者が同様の転倒歴を示していることから，パーキンソン病患者と転倒との関連性が着目される．パーキンソン病の転倒では，大腿骨骨折が最も多く，その後の安静臥床による廃用・誤嚥リスクも問題となる[10]．パーキンソン病自体で生命を落とすことはないとされており，死因は，転倒や転落による外傷，褥瘡や尿路感染，肺炎などの合併症とされている．

### Q&A どのような環境で転倒しやすいのか？ 予防する環境設定は？

パーキンソン病患者の転倒は，peak dose dyskinesia など，オンの時間帯で活動性が高いときに起こることが多いため，日中多くの時間を過ごす場所での環境設定が必要になる．自宅の場合は，すくみ足が出やすい場所にテープを貼ったり手すりの設置を検討する．また，転倒歴の多さからも転倒は防げないものとして，転倒しても重傷化しにくいクッションフロアや，呼び出しブザーなど転倒後の対策も重要となる．

## Additional Note ❸
### 地域包括ケアシステムについて―療法士として考えていくこと―

　厚生労働省は「団塊の世代が75歳以上となる2025年を目途に，高齢者の尊厳の保持と自立生活の支援の目的のもとで，可能な限り住み慣れた地域で，自分らしい暮らしを人生の最後まで続けることができるよう，地域の包括的な支援・サービス提供体制の構築」（厚生労働省HP参照）という，地域包括ケアシステムを推進している．

　2011年（平成23年）診療報酬における社会保障改革のスケジュールにおいて，2025年に向けた医療・介護サービスのあるべき姿の実現として，①医療機関の機能明確化と連携の強化，②医療機関と在宅・介護施設の連携強化，③医療提供が困難な地域に配慮した医療提供体制の構築が掲げられた．そして2014年（平成26年）診療報酬改定で，地域包括ケアシステムの構築促進がいわれるようになった．これは，高度急性期，一般急性期，回復期，慢性期を明確化し，急性期以降の担い手となる病床・主治医機能・在宅医療まで考えられている．リハビリテーション領域においては，急性期における，高齢者の活動量の低下に対するADL維持機能向上等体制加算が新設された．これは，高齢者に対する急性期からのアプローチが今まで以上に求められている証である．このように「医療介護連携」と「地域」という言葉が，より具体的な方向に進んできている．2016年度（平成28年度）より，目標設定等支援・管理が新設され，リハビリテーション医療の役割は機能回復にとどまらず，医療介護連携におけるリーダー的な役割が求められる．

　日本の高齢化は世界の中でも類をみない速さで進んでおり，人口に占める65歳以上の高齢者の割合は世界一であり，15歳未満の割合は世界最低の水準である．さらに，2060年の人口は8,674万人に減少し，65歳以上は全人口の約40％と予測されている［2014年（平成26年）内閣府HP］．地域医療構築の最大のポイントは，急性期の医療必要度が低い患者を，どのように地域医療・介護へと連携確立するかにある．そのためにも，在宅医療や外来での診療体制の必要度が高くなってくる．それが地域包括ケアシステムの根幹にあるものと考える．

　当院では，2010年（平成22年）より退院調整看護師が専任化され，退院調整を行っている．退院調整とは，医療と介護の連携を強化し，患者の意思決定支援や自立支援をサポートすることが主な目的である．2016年度（平成28年度）上半期に退院調整を必要とした患者は635名で，65歳以上が85％であった（図1）．疾患別分類では，悪性腫瘍が最も多かった（図2）．調整状況としては転院か在宅調整であるが，特に75歳以上に関しては，約80％が在宅調整（施設11％含む）を必要としている．患者支援の質を高めていくためにも，療法士は質の高い身体機能の情報を提供できる職種となっていかなければならない．

（高橋　仁）

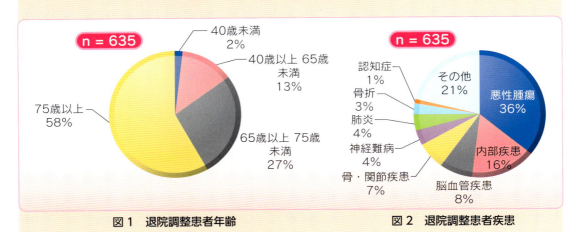

図1　退院調整患者年齢　　　　　　図2　退院調整患者疾患

## C 採用している評価項目とレビュー

### 1) Hoehn and Yahr 重症度分類（H & Y stage）

国内では最もポピュラーなパーキンソン病重症度の評価スケールであり，Ⅰ〜Ⅴの5段階でおおむね重症度を把握しやすい．一側性から始まり両側性，姿勢反射障害の発症，動作の介助量増大といった，パーキンソン病の進行に合わせた重症度判定となっている．日本の理学療法士のみならず，神経内科の医師もゴールデンスタンダードとして利用している．修正版H & Y stageの使用も提唱されてきている．

臨床的おすすめ度★★★

### 2) Unified Parkinson's Disease Rating Scale（UPDRS）

パーキンソン病の総合的評価として1987年にFahnらにより作成され，妥当性と信頼性の高さが証明され世界的に使用されている．評価項目は①精神症状（4項目16点），②日常生活動作（13項目52点），③運動能力（14項目56点），④治療の合併症に関する評価（11項目23点）の4パートからなる．パート1〜3までは項目ごとに0〜4点で採点し，パート4については0〜4点の項目と0か1点で評価する項目がある．項目数が多いため評価に時間を要する点もあるが，全体像をとらえる客観的な評価として有用である．また，2008年にはMDS-UPDRSとして改訂版が発表されている．

臨床的おすすめ度★★★

### 3) 基本動作能力（Ability for Basic Movement Scale：ABMS）

急性期脳卒中患者を対象に起居動作の評価指標として2007年に提案され，5つの基本動作（寝返り・起き上がり・座位保持・立ち上がり・立位保持）を1〜6の6段階（1：禁止，2：全介助，3：部分介助，4：監視，5：修正自立，6：完全自立）で評価する．中山らは2015年にパーキンソン病患者を対象としたH & Yの重症度とUPDRSとの関連性を報告している．理学療法士が臨床で基本的に行う寝返りから起き上がり，立ち上がり，立位までの自立度をスコアリングしたものである．基本動作は自立度そのものであるため，欠かすことができない要素である．

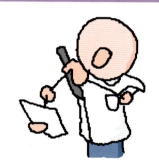

### 4) 5m歩行テスト

歩行速度は簡便な運動能力の指標であり，信頼性や妥当性にも優れているため，多く用いられている．5m歩行テストは10m歩行テストとの関連があり，限られた環境でも比較的容易に計測が可能である．所要時間と歩数から歩行率や歩幅，速度などを算出するため，小刻みなど歩行の随伴症状を評価する指標としても有用と考えられる．

## 5) timed "Up and Go" test (TUG)

　実際の日常生活に近い一連の動作から，立位・歩行における動的バランス，それに伴う下肢や体幹の筋力と協調性，方向転換に必要な立ち直り反応などを評価することができる．パーキンソン病において，TUGは疾患の鑑別に活用できることが報告されており，転倒予測が可能であることからも重要な指標である．

**臨床的おすすめ度★★★**

## 6) Four Square Step Test (FSST)

　2002年にDiteら[11]によって転倒を評価するバランス評価指標として考案された評価指標である．国内におけるパーキンソン病患者を対象とした報告は少ないが，海外ではバランス評価やon-off現象，転倒との関連性が報告されている．FSSTは症状の進行に伴い難易度が高くなる歩き始めの一歩や方向転換，重心移動など随意的なバランス能力や要素を含んでいる．

## 7) Functional Reach Test (FRT)

　1990年にDuncanら[12]によって発表された動的バランス評価指標であり簡便で広く使用されている．理学療法診療ガイドラインや過去の報告でもUPDRSの合計スコア，Berg Balance Scale，最大歩行速度，快適速度との有意な相関が示されている．姿勢制御方法により測定結果に差が出るため測定時には注意を要する．

## 8) 筋力（握力・大腿四頭筋力）

　筋力はバランス，基本動作，歩行など様々な要素に影響を及ぼす項目である．パーキンソン病患者は健常者と比較して四肢の筋力低下を呈するといわれている．無動や固縮といった症状から動作が制限されるために，廃用症候群によって筋力低下をきたしやすいことからも，全身持久力を把握するという点で評価を推奨する．

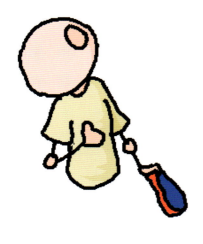
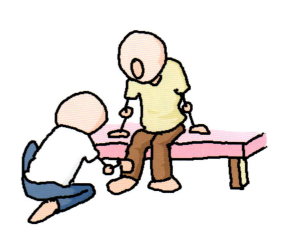

## D 臨床データ

### 1) Hoehn and Yahr 重症度分類（H & Y stage）と UPDRS

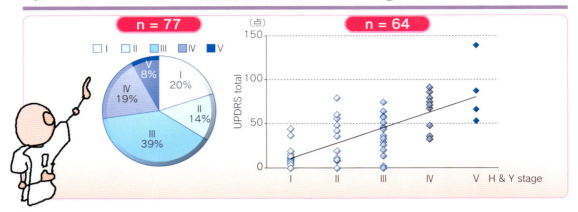

#### データから言えること

H & Y stage Ⅰ，Ⅱの比較的軽症例と，それらに姿勢反射障害が加わるH & Y stage Ⅲが73％の割合で大半を占める．介助を要し始めるH & Y stage Ⅳおよびほぼ寝たきりのH & Y stage Ⅴは27％を占める．入院目的との比較より，軽症例から姿勢反射障害を有しての初回検査・診断入院が多く，重症になるほど合併症のリスクが高くなることがわかる．H & Y stage と UPDRS の比較では，H & Y stage Ⅳ，Ⅴにて UPDRS も高い重症度を示す．一方，H & Y stage Ⅰ～Ⅲでは，群内のバラつきも大きい．また，H & Y stage と UPDRS では相関しない症例も認められ，パーキンソン病の重症度評価として補完し合う可能性が考えられる．

#### 文献と照らし合わせて言えること・考えられること

UPDRS は，精神機能，ADL，運動症状，合併症を項目化し評価することで，症状の変化を捉えるのに適している．一方，H & Y stage は，臨床所見から検査者が総合的な判定を行うことになる．H & Y stage と UPDRS は，Spearman の相関係数 0.71 と比較的高い相関を示すと報告されているが，UPDRS の細項目では対象としない症状を，検査者が捉えている可能性もある．実際に，当院のデータからも，UPDRS が同等の得点でも重症度が異なる症例が多く認められる．両者の特徴を把握したうえで，症例の多角的評価を行っていく必要がある．

#### Q&A 重症度分布は国内と比較してどうか？

2010 年の調査では H & Y stage Ⅲ 43.4％，次いでⅣ，Ⅱ，Ⅰ，Ⅴの順で割合が多かった（パーキンソン病友の会）．大学病院という特性から，当院では検査や診断目的で入院する患者が多いために stage Ⅰ の割合が増えていると考えられる．

#### Q&A 抗パーキンソン病薬などの発展により重症例は減少？

パーキンソン病は，H & Y stage による重症度の経過報告では，13～14 年で進行するといわれており，また，UPDRS-motor は 1 年に 2.2 点のペースで進行していくとされる．抗パーキンソン病薬により，生命予後は大きく延長されたといわれているが，患者の年齢分布の高齢化に伴い合併症の発生リスクも高くなっていることが考えられる．

#### Q&A 治療により重症度は変わる？

薬剤によって作用機序の違いがあるため効果は異なるが，多くは無動や自律神経症状，ジスキネジアの軽減が期待される．そのため，症状の左右差や姿勢反射障害，動作の介助量から重症度を判別する評価には直結しないのではないかと考えられる．無動が改善することで立ち直りやステップ反応が出やすくなったり，動作が遂行しやすくなることで重症度が変化することはありうる．

## 2) 基本動作能力（動作の自立度：ABMSおよび5m歩行テスト）と重症度

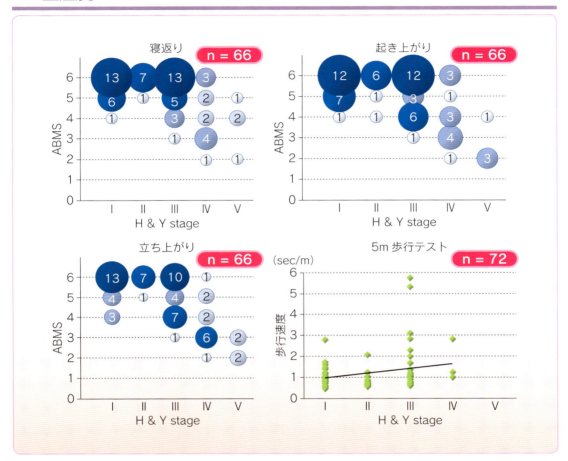

### 👍 データから言えること

　自立（完全，修正自立）群が比較的多く，H＆Y stage Ⅳ，Ⅴにおいて介助者が必要になる症例が認められる．特に離床に関わる，起き上がり，立ち上がりに関しては，全介助が必要となる症例を認め，これらがより高度な姿勢反射を要する動作であることが推測される．逆に，H＆Y stage Ⅰ，Ⅱであっても監視・口頭指示を要する症例があることから，パーキンソン病患者の動作評価に関しては，症例ごとの分析が重要といえる．重症度と歩行速度に関しては相関があるとはいいがたい．H＆Y stage Ⅲ，Ⅳであっても，Ⅰ，Ⅱと同等の歩行速度を有している．重症度の進行とともに，群自体のバラつきが生じてくる．つまりは個体差（病態差）が大きくなることが推測される．

### 👍 文献と照らし合わせて言えること・考えられること

　パーキンソン病患者は，Cheeら[13]やMargaretら[14]が述べるとおり，シークエンス効果に対する修正が困難となり，運動プログラムの変換が困難となる．寝返りに比較し，動作の相が切り替わる起き上がり，立ち上がりは，H＆Y stage Ⅲから監視以下の自立度である症例が多い印象を受ける．

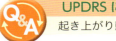 **UPDRSに基本動作の評価は含まれていますか？**
起き上がり動作のみ採用されているが，それ以外の基本動作の評価はない．

## 3）timed "Up and Go" test（TUG）と重症度

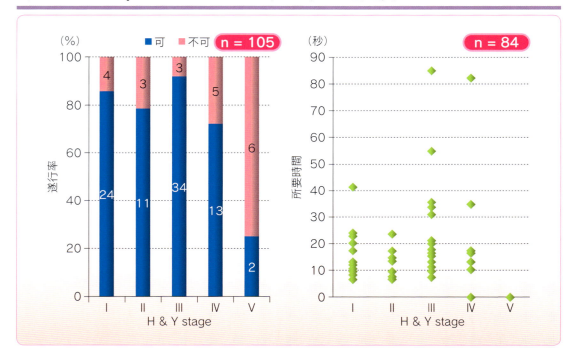

### 👉 データから言えること

　Stage Ⅲ・Ⅳで姿勢反射障害を呈するようになると，歩行が可能であっても評価実施困難な症例が増加する．さらには所要時間が明らかに遅延する症例が存在し，データのばらつきが大きくなる．Stage Ⅴは起立・歩行に介助を要するため，多くの症例で評価の実施は困難となる．

### 👉 文献と照らし合わせて言えること・考えられること

　Stage Ⅰ・Ⅱ・Ⅲについては，大久保ら，Margaretらのデータと比較し，当院での所要時間は長いといえる．Ⅲ・Ⅳで12.5秒以上要する場合，複数転倒のリスクがあると報告されている．また，院内転倒の予測因子としてカットオフ値は11.68秒との報告もある．重症度が低くても所要時間が延長する症例もあるため，多角的な判断が必要である．

### Q&A　方向転換・起立・着座など，どの動作が障害されやすいか？

　歩き始めと方向転換ではすくみ足の影響により速度が遅くなったり，小刻みになることで歩数が増えるため時間を要する．パーキンソン病患者は後方重心になりやすいという特徴があることから，起立時に十分な重心の前方移動が得られないことによる動作の遅延が生じたり遂行が困難となる．

## 4) Four Square Step Test（FSST）と重症度

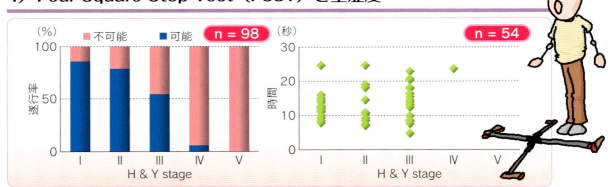

👉 **データから言えること**

　FSSTと重症度に関しては，姿勢反射障害を呈するstageⅢになると50％近くの症例が遂行困難となることから，姿勢反射障害の出現とともに立位での方向転換や重心移動などのパフォーマンスが低下することが推察される．反対に軽症例でも15％近くの症例が困難であることから，姿勢反射障害だけでなく左右の不均衡やその他の症状も動作能力に関与していることが考えられ，実施困難な要因についても症例ごとに検討する必要がある．

👉 **文献と照らし合わせて言えること・考えられること**

　Duncanら[15]は平均68歳のパーキンソン病患者の中央値は9.6秒であり，Mcbeeら[16]は平均73歳のパーキンソン病患者の中央値は11.72秒であったと報告している．当院における平均74歳のパーキンソン病患者の中央値が12秒という値は年齢を考慮すると先行研究に追従しているといえる．またDuncanらは9.68秒以上であると転倒リスクが高まると報告している．

## 5) Functional Reach Test（FRT）と重症度

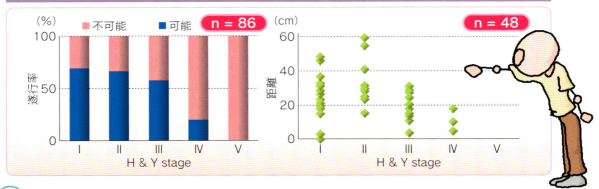

👉 **データから言えること**

　FRTは他のバランス評価に比べ，立位保持が可能であれば簡易的に立位バランスを評価できる指標である．姿勢反射障害を呈するstageⅢ以上では，重心移動の制限や恐怖感などの影響により距離が短くなっていると考えられる．

👉 **文献と照らし合わせて言えること・考えられること**

　鎌田ら[17]はFRTはUPDRSの立ち上がり動作・姿勢安定性と有意な負の相関を認めると報告しており，姿勢反射障害の有無で判断する重症度と，随意的バランス能力の低下が関連する可能性がある．ADLとの関連については統一された見解は示されていない．

## 6）筋力（握力・大腿四頭筋力）

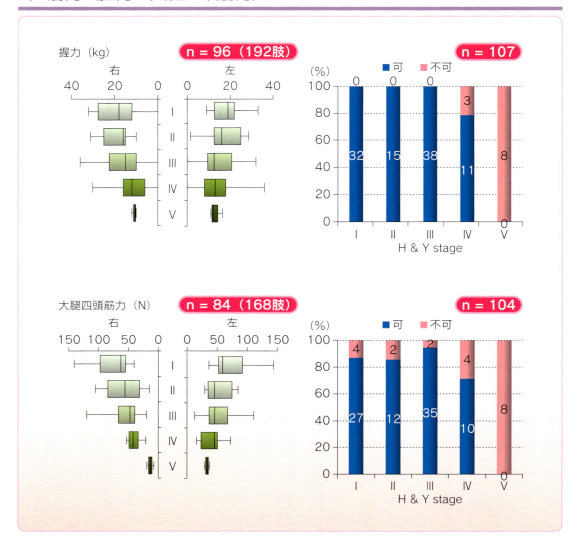

### 👉 データから言えること

握力は臥位でも計ることができ，比較的簡便な評価であるが，stageⅣ・ⅤのようにADLに介助を要するレベルになると評価の実施が困難となる症例が増加する．また，stageⅠ・Ⅱは比較的左右差が少なく，Ⅲ以降はばらつきが大きくなる．Ⅳ・Ⅴでは徐々に握力自体も低下する．大腿四頭筋力については，重症度が高いほど筋力低下を認め，評価実施も困難となる．

### 👉 文献と照らし合わせて言えること・考えられること

パーキンソン病は，一側性に症状が生じ徐々に両側性へと進行していく疾患であるが，stageⅠの症例であっても下肢筋力の左右差は少ないといえる．下肢は歩行や立ち上がりなどで筋力発揮の機会があるために差が少ないことが推測できる．握力に関しては上肢から症状を呈する症例が多いことや手指の固縮の影響によって差が生じると考えられる．

## E 理学療法関連学会における潮流

### 1) 2000年以前の潮流

#### ■1800年代

1817年にイギリスのJames Parkinson（1755～1828年）が，パーキンソン病を最初に記載した"An Essay on the Shaking Palsy"を報告し，その後しばらく時がたち，1880年にフランスのCharcot（1825～1893年）がこの疾患をパーキンソン病と呼んでから，この疾患に関する研究と治療が始まった．

#### ■1900年代以降

1949年に抗コリン薬による治療が開始されるまで，パーキンソン病に関する報告は，病態に関するものが主であった．1949年以降は，治療薬の歴史といっても過言ではなく，特に1980年にレボドパ合成剤が使用されるまで，パーキンソン病は発症から7年程度の予後であったといわれている．

### 2) 2000年以降の潮流

治療薬の発展により，2000年以降はパーキンソン病患者は，パーキンソン病でない人と同等の平均寿命まで生命予後は向上した．パーキンソン病の原因究明など，基礎研究も進歩が得られ，それに伴い外科的な治療の発展や，遺伝子治療，再生医療などの将来的な治療法も研究が進んでいる．

一方，パーキンソン病に対するリハビリテーションに関しては，神経生理学的アプローチ，病態生理学的研究，認知運動戦略，手がかり戦略，運動学習理論の導入などが歴史的に行われてきた．

#### ■理学療法関連学会における潮流

本邦における理学療法士のパーキンソン病に関する主要学会の報告は，1994～2015年の22年間で178題と，他のリハビリテーション主要疾患に比べると少ない．これは，日本神経学会が監修している『パーキンソン病治療ガイドライン2011』において，薬物療法とリハビリテーションの併用が勧められていることを考えても，決して多くはない数字といえる．また，2012年に作成された日本理学療法士協会による『パーキンソン病理学療法診療ガイドライン』において，理学療法介入に関するEBMは，「パーキンソン病に対して理学療法は強く勧められる」と結論づけられたものの，運動療法全般とした位置づけでの推奨グレードであり，個別の運動療法に関する報告は少ない．

各演題のキーワードから理学療法介入，評価，治療，その他に項目分けをした結果は**図1**のようになる．最も多く検討されていたのは「歩行」であり，178題中44題と1/4を占めている．歩行に関しては，すくみ足など疾患特異的な症状の病態研究や歩行評価の検討，あるいは他の介入のアウトカムとして用いられている．また，介入方法としても検討されることが多く，唯一，個別の運動療法として推奨されたトレッドミル歩行に関しては，理学療法主要学会での報告件数も同様に多い．次に，パーキンソン病の四大徴候である姿勢反射障害に関しては，キーワードとしては用いられていないが，「バランス」や「重心動揺」などの項目で17題が検討されており，歩行や転倒などと関連させたものも多い．この「歩行」と「姿勢反射障害」を軸に，その他疾患特異的な姿勢や呼吸機能，非運動性症状に関する報告が認められるが，全体をみてもジャンルの偏りは少ない印象を受ける．これは，パーキンソン病が中脳黒質緻密部のドーパミンニューロンを主病変として，その経路を介したmulti-system diseaseであること，つまり，疾患の進行に伴い，あらゆる関連症状，問題が出現することから，この疾患に対する切り口が多いことが要因であると考えられる．

学会における潮流に関して，先に述べた神経生理学的アプローチは，歴史的に臨床で用いられていたが，日本理学療法学術大会での報告は認めない．一方，四大徴候やすくみ足など疾患特異的な症状の病態生理学的研究は継続して行われている．2000年代に入り生命予後が向上したことで，運動機能や日常生活に関わる検討に注目が集まった．また，2000年の介護保険制度開始後，在宅や訪問リハビリテー

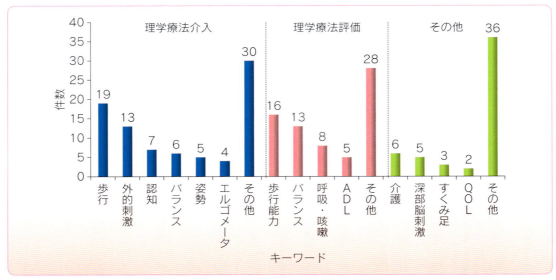

図1 日本理学療法学術大会における演題のキーワード（1994〜2015年）

ションに関する検討もみられるようになり，さらに2007年以降には，介護負担など患者だけではなく介護者に関する検討も行われている．1994〜2002年には，認知運動療法に関する報告が認められ，また近年では二重課題や認知課題など，脳機能科学面からの介入も検討されている．さらにここ数年では，深部脳刺激療法に代表される外科的な介入や経頭蓋磁気刺激術など，他の介入方法とリハビリテーションとの関連を検討した報告がみられている．パーキンソン病は病態の解明が進んでいるものの，根治療法はまだみつかっておらず，進行性の難病である．一方で，生命予後の改善に伴い国内の患者数が漸増している．そのため，運動機能やADLの改善に関わるリハビリテーションの役割は，さらに大きくなることが予測される．遺伝子治療や再生医療など将来的な治療方法と関連した報告が，今後期待される．

▶文　献
1) 木村英紀ほか：綜合臨 59：2371-2376，2010
2) Zhao YJ, et al：Mov Disord 25：710-716, 2010
3) 加瀬正夫：神研の進歩 28：681-691，1984
4) Ropper A, et al：Adams and Victor's Principles of Neurology. 9th Ed, McGraw-Hill Professional, p1033-1045, 2009
5) 望月秀樹：臨神経 50：623-627，2010
6) 前田慶明ほか：理療科 18：75-77，2003
7) 小鎚敏子：難病と在宅ケア 1：8-11，1996
8) 平賀よしみほか：理療ジャーナル 43：515，2009
9) 小浦綾乃ほか：作業療法 24：593-600，2005
10) 千田圭二：医療 60：28-32，2006
11) Dite W, et al：Arch Phys Med Rehabil 83：1566-1571, 2002
12) Duncan PW, et al：J Gerontol 45：192-197, 1990
13) Chee R, et al：Brain 132：2151-2160, 2009
14) Mak MK, et al：Mov Disord 17：1188-1195, 2002
15) Duncan RP, et al：J Neurol Phys Ther 37：2-8, 2013
16) Mcbee KE, et al：Neuro Rehabil 35：279-289, 2014
17) 鎌田理之ほか：理学療法学 31［Suppl］：171，2003

（末住野健二，藤田裕子，井上優紀，中山恭秀）

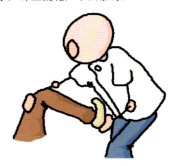

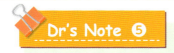

# パーキンソン病の最新の診断学

　パーキンソン病は錐体外路系を障害する代表的な神経変性疾患である．錐体外路系の症状としては，①安静時に認められる比較的遅い振戦，②四肢および体幹の筋強剛，顔面を含む無動・寡動，③すくみ足や歩幅が小さくなる歩行障害，④前後方向へ転倒しやすくなる姿勢反射障害が主な症状である．振戦は指先の不随意運動として認められることが多く，丸薬を丸めるような動きとして認識され，随意的に一時的に静止することは可能である．緊張により悪化することが多い．筋強剛は上肢では手首・肘・肩関節において歯車様，下肢では鉛管様として捉えることができる．無動・寡動は四肢では腕ふりの低下や下肢では歩幅が狭くなるなど関節可動域の縮小として認められ，顔面では表情が乏しくなるため仮面様顔貌として捉えられる．声量が小さくなるため小声になることも多い．下肢で歩幅が狭くなると歩行速度はゆっくりとなりやすく，足関節の強剛により躓くこと，足を引きずることも多くなる．一歩目が前へ出にくくなるすくみ足，坂道を降りる際などに歩行が速くなる加速歩行も認められる．体の前後方向のバランスも悪くなりやすく，しゃがむとそのまま前へ突っ込む，後方へ倒れて尻餅をつくこともある．

## 1) イギリスパーキンソン病脳バンク診断基準（表1）

　Parkinson Brain bank criteria は旧来最も頻用されている診断基準である．上記の4大症状を基本としており，寡動以外の症状ひとつが必要で，他疾患の除外を求められる．

## 2) MDSパーキンソン病臨床診断基準（表2）

　パーキンソン病の主要な病理所見であるレビー小体は黒質神経細胞だけでなく神経系に幅広く分布することが明らかになった．それと共にレビー小体が蓄積する諸組織に関連する症状がパーキンソン病発症より以前から先行して出現すること，錐体外路系以外の非運動症状が存在することが明らかとなった．これらを重視した新しい診断基準が作成され，今後広く用いられる可能性が強い．

（京都府立医科大学神経内科学講座　水野敏樹）

### 表1　イギリスパーキンソン病脳バンク診断基準

| | |
|---|---|
| **第一段階　寡動に加えて以下の項目の少なくとも1項目を満たす**<br>①筋固縮<br>②4〜6 Hzの安静時振戦<br>③視覚や前庭系，小脳系または深部覚異常によらない姿勢の不安定性<br>**第二段階　以下の疾患の除外**<br>・脳卒中を繰り返し，階段状に進行するパーキンソン症状の病歴<br>・脳外傷を繰り返した病歴<br>・明らかな脳炎の病歴<br>・眼球上転発作<br>・症状発症時の抗精神病薬の服用<br>・1人以上の血縁者の罹患<br>・寛解状態が持続する場合<br>・3年経過しても片側性に限局する場合<br>・進行性核上性麻痺<br>・小脳症状 | ・初期からの強い自律神経症状<br>・初期からの記憶障害，言語障害，失行を伴う認知症<br>・バビンスキー徴候陽性<br>・小脳性振戦の存在<br>・画像診断での交通性水頭症<br>・吸収障害がないにもかかわらず大量のレボドパへの反応欠如<br>・MPTPへの暴露<br>**第三段階　支持項目　第一段階の項目に加えて以下の3項目以上を満たす**<br>・片側性の発症<br>・安静時振戦の存在<br>・進行性の経過<br>・発症時の片側性が持続していること<br>・レボドパへの良好な反応性（70〜100%）<br>・レボドパにより誘発されるコレア（ジスキネジア）<br>・5年以上のレボドパへの反応性持続<br>・10年以上の臨床経過 |

（Hughes AJ, et al：JNNP 55：181-184, 1992 より）

**表 2　MDS パーキンソン病臨床診断基準**

**第一段階として寡動と安静時振戦または筋強剛で定義されるパーキンソン症状があることが必須**

**1）probable criteria**：以下の項目を満たすこと
①絶対的除外項目がないこと，②危険項目がある場合には少なくとも同数以上の支持項目があること，③2 項目以上の危険項目がないこと．

**2）Supportive criteria**：
①ドパミン治療により明瞭で劇的な反応があること．初期治療では患者は正常または機能的に正常に近いレベルまで回復すること．初期の反応が明瞭でない場合には下記の劇的な反応があること．
　a）投与量増加に伴う明らかな改善または減量に伴う症状の悪化．客観的（UPDRS Ⅲの治療による 30%以上の改善），または主観的（信頼できる患者または介護者からの明らかな改善歴）な記載．
　b）明らかで著明な運動症状の動揺．
②レボドパ誘発性のジスキネジアの存在
③記載されたまたは臨床所見で認めた単肢の安静時振戦（過去または現在の所見）
④嗅覚の低下または MIBG 心筋シンチでの取り込み低下

**3）絶対的禁忌項目**：これらの症状があれば PD は否定される
①明らかな小脳性失調や失調性歩行，眼球運動異常などの小脳症状
②下方向性垂直性眼球運動麻痺または下方向性垂直性運動の遅延
③5 年以内に行動異常型の前頭側頭型認知症または進行性失語症の診断基準を満たしている場合
④パーキンソン症状が 3 年以上下肢のみに限局している場合
⑤ドパミン受容体阻害薬またはドパミン枯渇薬による治療で時期的にまた用量依存性に薬剤性パーキンソン症候群に一致する症状が出現する場合
⑥疾患重症度が進行しているにもかかわらず高用量レボドパに客観的な反応がないこと
⑦明らかな皮質性感覚障害や四肢の観念運動失行，進行性失語症
⑧ドパミン節前線維の神経機能画像が正常
⑨変動するパーキンソン症状の記載

**＜危険項目＞**
①5 年以内に急速に進行して車いすを必要とする歩行障害
②治療に関連なく 5 年以上運動症状の進行がない場合
③5 年以内の初期からの強い発声障害，構音障害または嚥下障害などの延髄機能障害
④吸気性呼吸障害
⑤5 年以内の激しい自律神経障害
　a）起立性低血圧：起立後 3 分以内に少なくとも収縮期血圧 30 mm Hg，または拡張気圧 15 mm Hg の低下
　b）強い排尿障害または尿失禁．男性の場合は勃起障害を伴うこと
⑥初期の 3 年間に年 1 回以上繰り返す転倒
⑦最初の 10 年以内に発症する不均衡な頸部捻転または上肢または下肢の収縮
⑧5 年間の病期の間で一般的な非運動症状：睡眠障害（睡眠維持障害，日中過眠，REM 睡眠行動異常），自律神経障害（便秘，日中の尿意切迫，排尿障害），嗅覚障害，または精神障害（うつ，不安，幻覚）の欠如
⑨説明が困難なき錐体路徴候，錐体路性麻痺，病的反
⑩両側性対称性パーキンソン症状

(Postuma RB, et al：Mov Disord 30：1591, 2015 より)

# 6 急性心筋梗塞に対する理学療法

## A 定義

### 急性心筋梗塞とは

**Fuster ら[1]**：急性冠症候群（acute coronary syndrome：ACS）という概念を提唱して以降，急性心筋梗塞，不安定狭心症，心臓突然死は，冠動脈プラークの破綻とそれに伴う血栓形成により冠動脈が急速に狭窄・閉塞し，心筋が虚血に至る病態を示すひとつの症候群として考えられるようになった．

**米国心臓病協会（AHA），米国心臓病学会（ACC）**：不安定狭心症と非ST上昇型心筋梗塞（NSTEMI）を合わせた非ST上昇型急性冠症候群（non-ST elevation acute coronary syndrome：NSTE-ACS）という名称を採用している．

本邦におけるACSに関するガイドラインとして，「ST上昇型急性心筋梗塞の診療に関するガイドライン2013年改訂版」と「非ST上昇型急性冠症候群の診療に関するガイドライン2012年改訂版」がある．同ガイドラインにおける心筋梗塞の定義は，"病理学的に遷延する心筋虚血に起因する心筋細胞の壊死"とされており，その診断には，心筋虚血を示唆する胸部症状や心電図変化だけではなく，心筋壊死を示す生化学マーカーの一過性の上昇を認めることを必須条件としている．

### 急性心筋梗塞に対する心臓リハビリテーション

#### 日本心臓リハビリテーション学会の定義

「心血管疾患患者の身体的・心理的・社会的・職業的状態を改善し，基礎にある動脈硬化や心不全の病態の進行を抑制あるいは軽減し，再発・再入院・死亡を減少させ，快適で活動的な生活を実現することをめざして，個々の患者の医学的評価・運動処方に基づく運動療法・冠危険因子是正・患者教育およびカウンセリング・最適薬物治療を多職種チームが協調して実践する長期にわたる多面的・包括的プログラムである．」

---

心疾患は理学療法対象疾患の第10位に位置しており，心疾患リハビリテーションという単独の診療報酬体系をもとにした理学療法が一般的となっている．日本理学療法士協会『理学療法診療ガイドライン（2011）』には，心大血管疾患も含まれており，理学療法士が行うべき評価や介入についての推奨グレードやエビデンスが提示されている．

慈恵医大は附属病院（本院）で心臓リハビリテーションを積極的に展開している．他の附属病院でも心臓リハビリテーションを導入しているが，ここでは組織的に展開している附属病院における心筋梗塞のリハビリテーションを取り上げている．

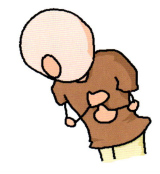

## B 基礎データ

### 1）発症年齢と性別

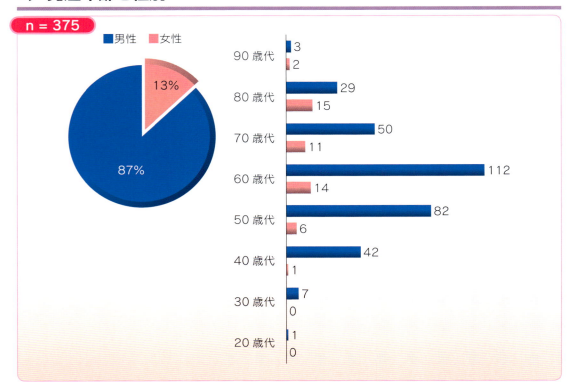

#### データから言えること

発症は男性に多く約87%を占めていた．また，男性の発症年齢は若年層からみられ，中央値は61歳と壮年期の発症が多い．一方で，女性の発症頻度は男性に比べて低いが，60歳代からの罹患率が上昇し，発症年齢の中央値は73歳と男性の中央値より10歳も高齢であった．これは，男性は仕事のストレスや不規則な生活などが発症原因の背景にあり，女性は日本の高齢化を反映した結果だと考えられる．

#### 文献と照らし合わせて言えること・考えられること

年齢調整発症率で比較すると，女性の心筋梗塞は男性に比べて低い水準であることが報告されている[2]．一方，年齢の上昇と共に女性の発症率は上がることがわかっており，70歳代の発症率は年間1,000人当たりに換算して女性は5.2人であり，男性の4.3人を上回っている[3]．高齢・女性は急性心筋梗塞の予後不良因子であることから，今後こうしたハイリスクな要素をもった患者に対する心臓リハビリテーション機会が増えることも予測される．

#### Q&A どうして女性は60歳から罹患率が上昇するのですか？

女性は閉経前まではエストロゲンの作用により動脈硬化の進展が抑えられる傾向にある．そのため，閉経後の更年期以降は男性と同じ頻度で心筋梗塞を発症するようになる．これまで更年期症状として見逃されてきた動悸・胸部圧迫感などに対しても注意深くみていく必要がある．

## 2）冠危険因子①

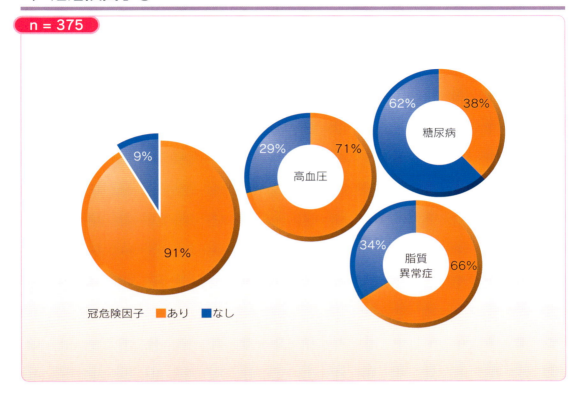

### データから言えること

　発症時，高血圧・脂質異常症・糖尿病のいずれかを有する患者は 91％であった．その中で，高血圧の有症率が最も多く 7 割が有していた．また，脂質異常症は 6 割強の有病率を示しており，食生活や生活習慣の乱れが原因として挙げられる．前述のとおり，心筋梗塞の発症が壮年期の男性に多いことから，仕事による多忙なスケジュールが背景因子として推察される．糖尿病は他の危険因子に比べて有病率の割合が少なく 4 割程度であった．

### 文献と照らし合わせて言えること・考えられること

　日本人の心筋梗塞の冠危険因子有病率は，高血圧 44〜65％，糖尿病 22〜29％，脂質異常症 19〜59％と報告されている[4]．近年，日本での代謝性疾患は増加しており，本データもこれらの先行データに比べて冠危険因子の有病率が全般的に高い傾向にある．規則的な運動や活発な身体活動は，高血圧・糖代謝異常・脂質異常症などの動脈硬化の危険因子を減少し，心筋梗塞の一次・二次予防に有効であり，「冠動脈疾患・動脈硬化疾患の二次ガイドライン 2011」においてもクラス I と強く推奨されている．

### Q&A　疫学としての冠危険因子の特徴は？

　虚血性心疾患に関する疫学研究では，地域や人種によって古典的な冠危険因子に違いがあるため，疫学研究などの論文を解釈をする際には，人種間格差や国による疾病管理方法の違いに注意を向けることが重要である．また喫煙歴と血清総コレステロール高値は，両者を合併するとリスクが非常に高くなることなどがわかっており，こうした情報を正しく理解しておくことで，質の高い患者教育を行うことができる．

## 3）冠危険因子②

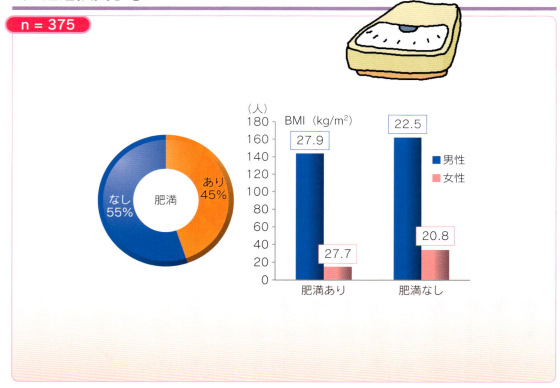

### データから言えること

BMI 25 kg/m² 以上を肥満と定義した結果，45％の患者が肥満体型にあり，男性の方が女性に比して肥満の比率が高い傾向にあった．また，肥満がある患者の平均 BMI は，男性 27.9 kg/m²，女性 27.7 kg/m² と性差はなかった．一方，非肥満患者の平均 BMI は，男性 22.5 kg/m²，女性 20.8 kg/m² と女性に比して男性の方が高い傾向にあった．

### 文献と照らし合わせて言えること・考えられること

BMI と冠危険因子の関連をみた研究では，BMI が 24〜27.9 kg/m² 程度でも高血圧や脂質異常症の出現頻度が高くなることが報告されており[5]，心筋梗塞二次予防に関するガイドラインでは 18.5〜24.9 kg/m² を目標値としている．当院のデータに従うと，急性心筋梗塞で入院する患者の半分程度は，適正体重を目指した心臓リハビリテーションとして，運動療法や食事療法の介入が必要であることが理解できる．

### Q&A：BMI が高い人は体脂肪率も高いのですか？

BMI と体脂肪量や体脂肪率は相関するとの報告はある．しかし，BMI の構成要素である体重は，骨や筋肉などの重みを示す除脂肪量と体脂肪量の両者の影響を受ける．体重を占めるこれら 2 つの比率は人によって異なるため，高い BMI の人は体脂肪量と除脂肪量どちらの比率が大きいか評価して，その実態を検討する必要がある．

## 4) 冠危険因子③

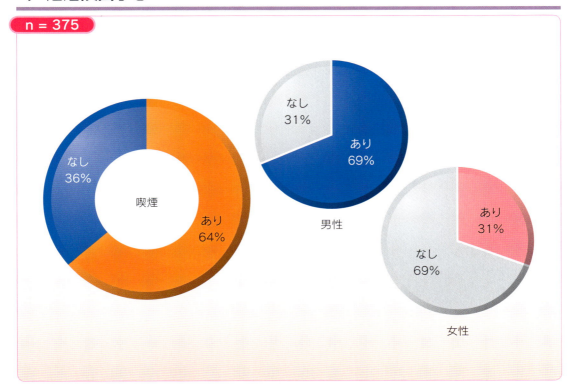

### 👉 データから言えること

　心筋梗塞患者の64%が喫煙者であった．また，喫煙者の性差もみられ，男性の喫煙率は69%で女性は31%であった．心筋梗塞患者の喫煙率は高血圧や脂質異常症の有症率とほぼ同様の割合であり，喫煙は心筋梗塞のリスクファクターとして高い比重を占めている．

### 👉 文献と照らし合わせて言えること・考えられること

　日本人の心筋梗塞患者の喫煙率は42～72%と報告されており[4]，当院のデータは同様の傾向を示している．日本人の喫煙者での虚血性心疾患の相対危険率は，非喫煙者に対し男性は1.73倍，女性は1.9倍高くなると報告されている．また喫煙をしている女性の心筋梗塞患者は，喫煙による冠動脈疾患の死亡率が男性よりも高いという報告がある．したがって，女性の喫煙率は低いものの，発症時のリスクは非常に高いため，禁煙指導は性差にかかわらず重要だといえる．

### Q&A 受動喫煙も急性心筋梗塞発症のリスクとなりますか？

　受動喫煙でも虚血性心疾患の相対危険度が高くなるとの報告は多くみられる．虚血性心疾患の相対危険率は，時々タバコ煙に曝露されている者では1.58，家庭や職場などで常にタバコ煙に曝露されている者は1.91であったという報告もある[6]．したがって非喫煙者であっても，家庭環境や職場環境によっては，心筋梗塞発症のリスクが高まることは知っておくべきである．

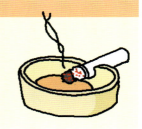

## 5) 梗塞部位と冠動脈病変枝数

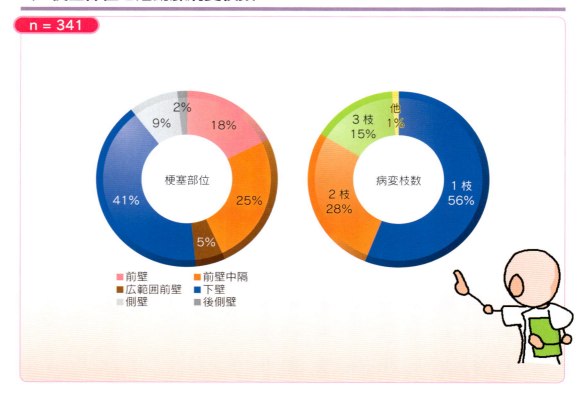

### データから言えること

梗塞部位については，約50％の患者が前壁梗塞を有している．一方，病変枝数については，40％以上が多枝病変患者であった．ST上昇型心筋梗塞患者における非梗塞責任血管における有意狭窄病変は40％以上に合併するといわれており，ほぼ同様の傾向がみてとれた．

### 文献と照らし合わせて言えること・考えられること

急性心筋梗塞の予後不良因子のひとつに前壁梗塞が挙げられている[7]．データに示すようにほぼ半数が前壁を含む領域に梗塞巣をもつ患者であり，リハビリテーションの進行においては注意を払う必要がある．また心筋梗塞に多枝病変を合併した場合も予後不良であることが報告されており[8]，残枝の治療方針に合わせたプログラムの実施や，厳重なリスク層別化が必要となる．

### Q&A 梗塞部位によってリハビリプログラムは変わるの？

梗塞部位によってただちに急性期プログラムを変更することはない．しかし，広範囲な前壁梗塞は梗塞サイズが大きく，ポンプ失調など血行動態に影響を及ぼしたり，左室自由壁破裂などの機械的合併症を招きやすく，標準的なパスにのせられない場合が少なくない．また下壁梗塞は右室梗塞を合併したり，房室ブロックなどの不整脈を合併しやすく，プログラムの進行に影響を及ぼすこともあるため注意が必要である．

## 6) 年齢別の世帯の特徴

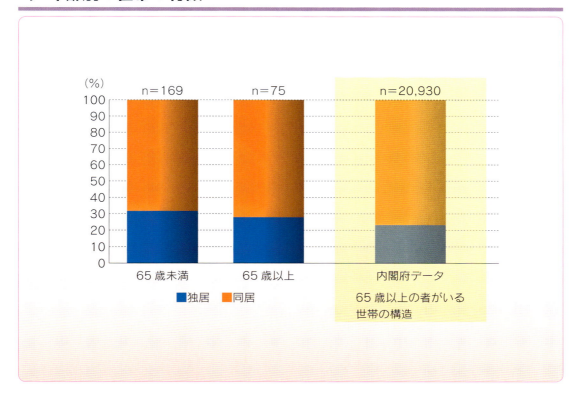

### データから言えること

心筋梗塞で入院した患者のおよそ3割が独居であり，65歳以上の高齢者でもその割合は変わらなかった．内閣府が発表している2014年（平成26年）版高齢社会白書による2012年（平成24年）のデータとほぼ同様である．

### 文献と照らし合わせて言えること・考えられること

古くは独居者の心筋梗塞の再発率が高いといわれていたが[9]，最新の研究では予後に差がないことも報告されつつある[10]．これは医療技術の発達により，後遺症が少なく，病前と変わらないADLで在宅復帰が可能となったことが要因のひとつである．しかし，高齢独居者は食事や服薬などの生活全般の管理や受療行動が難しい場合があるため，重点的な指導，管理が必要であることに変わりはない．

### Q&A 高齢で独居の方が増える中での心臓リハビリテーションのポイントは？

心疾患を有する高齢者において，廃用を予防するための早期リハビリテーションは重要であるが，もはや当然行われるべき標準的ケアになっている．むしろ，再発予防を目的とした心臓リハビリテーションは永続的に行うべきものであることを考えると，地域の運動施設と連携をとることや，介護保険事業の枠組みで患者をみていくことなど，地域で支える視点が現在の重要課題である．重複障害時代において，いかなる施設であっても，理学療法士は循環器疾患に関する知識について再確認し，治療にあたるべきである．

## 7) 急性期リハビリテーションの逸脱要因

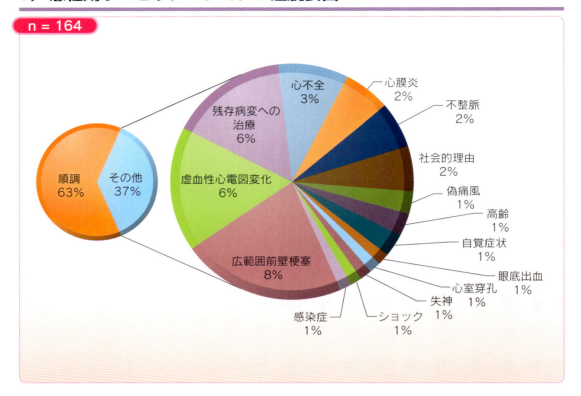

### データから言えること

急性期プログラムから逸脱した37％の患者では，広範囲前壁梗塞などの梗塞サイズの大きな症例や，低心拍出量や肺うっ血などの病態を示す心不全を合併した患者の割合が多かった．また責任病変への治療は行われていても，残存病変に起因する虚血性の心電図変化を認めたケースや，待期的に冠動脈インターベンションを行うためにプログラムから逸脱した多枝病変の患者も多かった．これは「5) 梗塞部位と冠動脈病変枝数」で示した通り，対象患者の43％が多枝病変であったことが大きく関係している．

### 文献と照らし合わせて言えること・考えられること

熊丸ら[20]のデータでは，入院期心臓リハビリテーションが遅延する急性心筋梗塞患者の臨床的特徴は，年齢が高く，再灌流までの時間が長く，peak CK が高値などであった．直接的に遅延を招いた原因や臨床的背景を分析することは，患者の予後予測を立てながら安全でスムーズな急性期リハビリを遂行するために非常に重要である．

### Q&A 急性期リハビリテーションプログラムはどのように決まっているの？

「心血管疾患におけるリハビリテーションに関するガイドライン（2012年改訂版）」では，再灌流療法が成功し，Killip I 型で合併症がなく，peak CK≧1,500 U/L の場合は 14 日間，peak CK＜1,500 U/L の場合は 10 日間のパスが推奨されており，プログラム進行における負荷試験の判定基準もガイドライン上で規定している．これらを参考にして各施設ごとにプログラムを作成する場合が多い．

## 8) 心臓リハビリテーション外来継続率

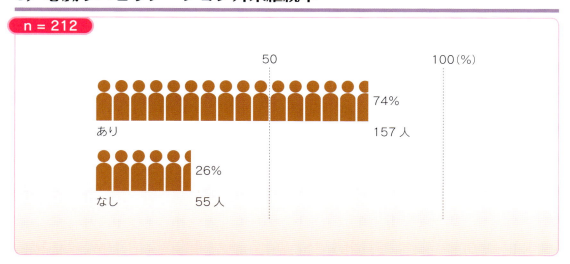

### データから言えること

　入院中に心臓リハビリテーションを施行し自宅退院した患者のうち，外来にて回復期後期リハビリテーションに参加した患者は74％で，26％の患者が継続しなかった．その理由としては，「自宅が遠方」「当院ではなく近医や関連病院で外来フォロー」「仕事が忙しい」「高齢なため単独での定期的な受療が困難」「透析をしており日程調整が困難」「他の疾病の治療をするため」など，医学的事由だけでなく社会的な原因が多かった．したがって，これらの26％の患者に対しては，患者の治療への参加意識の向上（アドヒランス）に訴えるだけではなく，地域連携パスなどの他病院との連携強化や，非監視型の心臓リハビリテーションのシステム構築が重要である．

### 文献と照らし合わせて言えること・考えられること

　外来継続率は施設によって様々であり，参加頻度や参加期間も異なるため，単純な優劣の比較はできない．したがって自施設における年次推移をアウトカムとして考えることが重要だろう．また2011年の調査データでは，心筋梗塞後の外来通院型心臓リハビリテーションを実施している施設は，循環器専門医研修施設でさえ21％に過ぎないことが報告されており[21]，今後さらに取り組む施設が広がり，社会的認知度の向上が期待される．

### Q&A 諸外国との回復期の心臓リハビリテーションの違いはあるのですか

　心臓リハビリテーションの先進国であるドイツでは，心筋梗塞や心臓外科手術後，急性期病院に1〜2週間入院した後に，回復期心臓リハビリテーション専門の病院に転院してリハビリテーションを継続するシステムが一般的なようである．しかし医療費の問題から，ドイツを含む欧米でも外来中心の回復期リハビリテーションが主流となりつつある．また近年ではhome-basedの心臓リハビリテーションプログラムの開発が進んでおり，ICTの技術を利用した遠隔医療などにより，患者教育をしっかりと行うプログラムも注目されている．

## 9）職業の有無

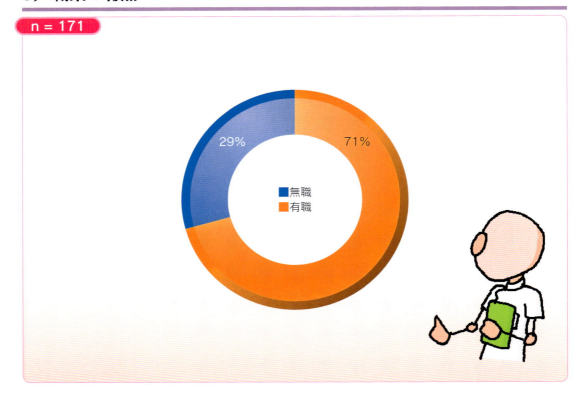

### データから言えること

およそ70％の患者が発症時に仕事を有していた．「1）発症年齢と性別」のとおり当院の入院患者の年齢は中央値61歳，男性の割合87％と壮年期の男性が多い．当施設は都内でも有数のビジネス街にあり昼間人口が多いため，自宅外発症の患者が多く搬送されてくることが要因のひとつだと考えられる．

### 文献と照らし合わせて言えること・考えられること

世界的な大規模調査によって，職業性ストレスが心筋梗塞のリスクを高めることが明らかになっている[11]．心筋梗塞患者の平均入院期間は15日程度であり，退院後すぐに職場復帰する患者も少なくないため，フィジカル面だけでなく，心理・社会的なサポートを含めた包括的疾病管理が求められる．

### Q&A　仕事のストレスと心筋梗塞は関係があるのですか？

精神保健関連の様々な疫学研究によって，職業性ストレスが虚血性心疾患のリスク因子となることは明らかになっており，就業ストレスや環境の影響による高血圧などのリスクファクターを介した連関や，情動的，肉体的ストレスによる交感神経系の過剰な亢進がトリガーになっている可能性が指摘されている．リハビリテーションの際に仕事内容を問診するときには，肉体的なストレスだけでなく精神的なストレスについても注意を払う必要がある．

## C 採用している評価項目とレビュー

### 1）心肺運動負荷試験（CPX）

心筋梗塞後に行う CPX の目的には，リスク層別化，予後予測，運動耐容能の評価や運動処方，治療効果判定など，様々な要素が含まれており，本邦だけでなく欧米のガイドラインでも世界的に強く推奨されている．一方で 2006 年の報告によると[12]，本邦で CPX を実施しているのは 720 施設中 77 施設にとどまっており，さらなる普及が待たれている．

**臨床的おすすめ度★★★**

### 2）握力

握力は骨格筋力や体力の検査として有用な評価項目である．理学療法診療ガイドラインにおいても，身体機能に関する指標として推奨グレード A になっている．臨床的にも簡便に行える検査であり，健常人の平均値も報告されているため，現状の身体機能を理解しやすく患者へフィードバックを行う点でも有用である．また心臓リハビリテーションの対象者の高齢化も進んでいるため，サルコペニアの評価としても必要不可欠である．

**臨床的おすすめ度★★★**

### 3）下肢筋力

下肢の筋力は等尺性膝伸展筋力測定によって評価されることが多い．等尺性膝伸展筋力は，運動耐容能の代表的な指標である最高酸素摂取量と正の相関関係があり，心筋梗塞患者の予後予測因子としても有用であるされている[13]．また，握力と同様に全身の筋力測定としても有用であり，特に立ち上がりや歩行能力に直結する指標であるため，高齢の心筋梗塞患者の ADL 能力の臨床推論を行う面でも重要な評価である．

### 4）身体組成

身体組成分析は，体重や BMI だけではわからない体脂肪量や筋肉量を測定することができる．臨床場面においては生体電気インピーダンス法（BIA）が広く使用されている．BIA 法による検査の信頼性・妥当性は報告されており，患者負担が少なく比較的簡便な検査法である．また運動療法の効果検証としても有用であり，患者指導ツールとしても理解を得やすい．

## D 臨床データ

### 1）心肺運動負荷試験（CPX）

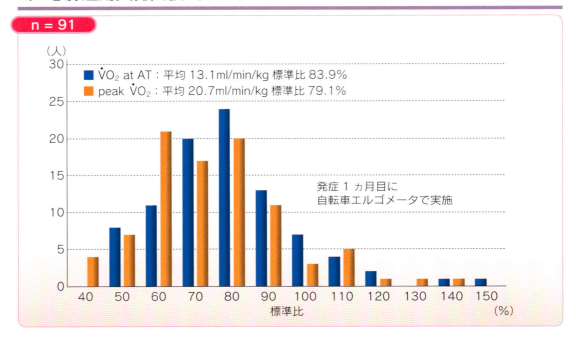

#### 👍 データから言えること

運動耐容能低下の原因は様々であるが，すべての患者が等しく低下するわけではなく，既往症や普段の生活習慣にも影響を受ける．分布の裾野が右方向に広がっているのは，軽症の心筋梗塞で，病前より運動習慣のある高体力者が含まれているためである．また $\dot{V}O_2$ at AT（aerobic threshold：嫌気性閾値）の標準比が低いこと，それ以上に peak $\dot{V}O_2$ の標準比が低いのは，心ポンプ機能の低下，糖尿病や高血圧による拡張障害，自律神経活性の低下，骨格筋機能の低下，脚力不足の影響が考えられる．

#### 👍 文献と照らし合わせて言えること・考えられること

山崎ら[14]は，心筋梗塞発症1ヵ月後にトレッドミルでCPXを行った結果，peak $\dot{V}O_2$ は 22.1 ml/min/kg であったと報告している．トレッドミルにおける酸素摂取量は自転車エルゴメータに比べて5〜20%程度高値になること，また標準値は年齢，性別，人種によって規定されるため，データは標準比として扱う必要があることなど，他の文献と比較してデータを解釈する際には注意が必要である．

#### Q&A 運動耐容能の評価は6分間歩行試験ではダメですか？

運動耐容能の代表的な評価に6分間歩行試験（6MWT）があるが，CPXに比べて再現性や信頼性が低く，特に運動耐容能が保たれている心筋梗塞患者の場合は，天井効果によって正確な評価が困難とされている．また米国胸部学会の声明では，過去1ヵ月以内の心筋梗塞への6MWTは禁忌であるとされている．一方で，運動耐容能が低い非虚血性の心不全患者や，低酸素血症をきたす肺高血圧症患者においては，治療効果判定や予後予測を目的とした6MWTが積極的に行われ，多くの研究で主要評価項目に用いられている．心疾患患者に6MWTを行う場合には，対象と目的について十分に吟味する必要がある．

## 2）握力

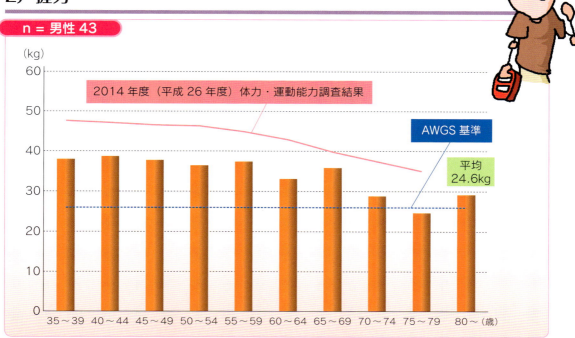

### データから言えること

　男性心筋梗塞患者の握力は，健常人に比べて低値を示した．また各年代のデータ数にばらつきがあるため平均値に凹凸が生じているが，2015 年度の文部科学省の調査と同様におおむね 60 歳代から低下する傾向がある．

### 文献と照らし合わせて言えること・考えられること

　握力はサルコペニア診断基準作成にも利用されている．対象とした男性心筋梗塞患者の握力は，健常人より低値を示すものの，ほぼすべての年代でサルコペニアのアジア基準（AWGS）[15] の 26 kg を超えていた．しかし 75 歳以上の平均については 24.6 kg と基準を下回っていた．サルコペニアの有病率は年齢と共に上昇し，特に男性で好発するため，後期高齢者の心筋梗塞患者ではサルコペニアの存在も考慮した関わりが必要となる．

### Q&A 心筋梗塞患者の握力を評価する必要性は他に何かありますか？

　2015 年に Lancet に報告された論文では，握力が心血管死亡率や心筋梗塞の予測因子として有用であることが報告されている[16]．特に心血管死亡については高血圧よりも強い予測因子であったことは注目に値する．握力は非常に簡便で安価な評価法であるため，心筋梗塞患者でも積極的に評価を行うべきである．一方で，握力を強化すると死亡率が低下するというような因果関係をみているわけではないといった点には注意が必要である．

## 3）下肢筋力（等尺性膝伸展筋力）

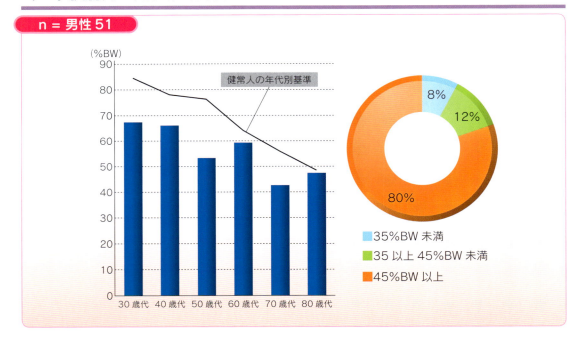

### データから言えること

　等尺性膝伸展筋力は高齢になるにつれておおむね低下する傾向にあった．また健常人男性の年代別基準値と比較するとすべての年代において低値を示しており，発症年齢の中央値である60歳代でも平均を下回っていた．一方で，体重比の平均値は57.2%BWであり，これは歩行や階段昇降を自立して行うためには十分な値であった．

### 文献と照らし合わせて言えること・考えられること

　心筋梗塞患者が日常生活に支障をきたさない運動耐容能のレベルを目指すには45%BWの等尺性膝伸展筋力が必要だという研究が報告されている[17]．当院では8割の患者がこの値を超えていたが，これは心筋梗塞が突然発症する病態であることに加え，最短7日間のリハビリテーションプログラムを完遂して早期に退院することから，筋力低下が最小限に止まった結果であるといえる．一方で，2割の患者は45%BWを下回っており，その中の約半数が心筋梗塞の予後不良因子といわれる35%BW以下であったことから[13]，こうした患者には適切な筋力増強運動などの運動療法が必要である．

### Q&A 他に下肢筋力を評価する方法はありますか？

　30秒間で何回の反復立ち座りができるかを測定する方法や5回の反復立ち座り動作の所要時間を測定する「立ち座りテスト」が推奨されている．いずれも高い信頼性が報告され，下肢筋力との関連も報告されている．通常は上肢を使用せずに立ち座りの課題を行うが，近年は虚弱高齢者を対象とした上肢の支持を許可した変法も開発されており，その信頼性も報告されている．

## 4) 身体組成分析

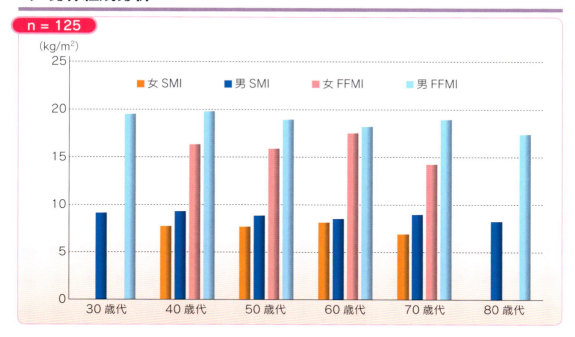

### データから言えること

骨格筋指数（SMI）の平均値は男性 8.8 kg/m², 女性 7.5 kg/m², 除脂肪量指数（FFMI）の平均値は男性 18.7 kg/m², 女性 15.8 kg/m² であった．SMI と FFMI は性差を認め，各年代において女性で低値を示した．また男性は年代間で SMI, FFMI 共に大きな差はなかったが，女性は 70 歳代で FFMI, SMI とも低値であった．

### 文献と照らし合わせて言えること・考えられること

日本人 16,379 人（平均年齢 54.5 歳）を対象として SMI を測定した大規模研究[18]では，男性の平均は 7.97 kg/m², 女性は 6.26 kg/m² と報告されている．また 5,635 人を対象に FFMI を測定した研究[19]では，男性 19.2 kg/m², 女性 15.9 kg/m² と報告されており，いずれも本データと大きな違いはなく，年代別にみたデータについても目立った違いはなかった．心筋梗塞という有疾患患者でありながら，SMI や FFMI が低くないのは，心筋梗塞は糖尿病や腎障害などの合併症がない限りは食事制限もなく，身体活動も発症までは特に問題なく行っており，入院期間も短いといったことが理由として考えられる．

### Q&A 筋力トレーニングで "骨格筋量" は増やせますか？

筋力トレーニングの改善効果は筋力のみにみられ，骨格筋量は変わらないとの報告もみられるが，トレーニングに加えて必須アミノ酸や蛋白質の補充により効率的に骨格筋量が増加したという報告もある．強い強度での筋力（レジスタンス）トレーニングは心筋梗塞後の急性期には適さないが，必要な患者には発症 5 週間後から行うことができるとされている．

# E 理学療法関連学会における潮流

## 1) 2000年以前の潮流

### ■心臓リハビリテーションの始まり

本邦における心臓リハビリテーションの創生は，1950年代の心筋梗塞に対する運動療法の試みであるが，理学療法学会や『理学療法学』の前身である『臨床理学療法』で報告が始まったのは1970年代からである．初期は急性心筋梗塞後の早期退院を目指したプログラムの安全性や標準化に関する報告が主であった（北目，1978年）（藤沢，1982年）．

### ■1980年代以降

1982年に厚生省循環器病委託研究班により急性心筋梗塞の4週間プログラムが発表され，本格的に心疾患に対する理学療法が報告されるようになった．1988年に保険算定が認められた時期からである．この頃より，急性期の運動プログラムだけでなく，回復期に必要とされる運動療法に関する研究が理学療法士からも報告され始めた（山田，1987年）．特にこの時期，山崎ら（1995年）のグループは，心筋梗塞による安静臥床によって生じる廃用や，高齢者における下肢筋力低下，歩行障害に注目し，これまで禁忌とされてきた筋力増強運動の安全性や有効性について数多くの報告をした（前田，1995年）（長谷川，1994年）．

## 2) 2000年以降の潮流

同じ時期，欧米ではすでに多くの大規模試験によって，虚血性心疾患に対する心臓リハビリテーションの長期予後改善効果が明らかになってきた．1970〜2003年に行われた研究のメタ解析により，虚血性心疾患患者の心臓リハビリテーション群の総死亡率が，通常治療群に比べて20％低下し，心死亡率も26％低下することが報告され，治療としての心臓リハビリテーションの確固たる地位が築かれた（Taylor，2004年）．一方，本邦では1996年に心筋梗塞の2週間および3週間プログラムがガイドライン化され保険点数が向上し，また開心術（冠動脈バイパス術や弁置換術など）も保険対象になったことから，心臓外科術後のリハビリテーションに関する報告が増えてきた．特にこの時期に欧米で普及してきたFast-Track Recovery Program（術前の準備，手術の低侵襲，麻酔管理，疼痛管理により早期退院を目指す周術期プロトコール）の台頭により，本邦でも術後の早期離床，早期退院が加速し，これを検証する学会報告が多くなってきた．早期離床プログラムを導入することで術後のリハビリテーション進行の遅延が減ることや（田屋，2006年），術後の安静の長期化が運動耐容能の回復遅延を招くことなど（佐藤，1999年），周術期の心臓リハビリテーションのポイントが明らかになってきた．また湯口ら（2011年）は，心臓外科術後に理学療法を実施した全国8施設1,001例を対象とし，術後の歩行自立日は，手術の緊急度，年齢，性別，BMI，CKD，不整脈，心血管治療歴，術前NYHA分類などの術前情報や手術情報から予測可能であったことを報告している．また高橋ら（2012年）は，全国8施設1,414例の心臓外科術後患者を対象として，術後急性期リハビリテーションの進行状況を調査した結果，術後の病棟歩行自立は平均4.3日であったことなどを明らかにし，本邦の術後リハビリテーションの標準的モデルを提唱した．これは心血管疾患におけるリハビリテーションに関するガイドラインに引用されるなどたいへん貴重な報告となった．

2006年には，大血管疾患，慢性心不全，末梢動脈閉塞性疾患が保険診療の対象に加わったため，これらの疾患に関する報告が急増した．さらに補助人工心臓装着患者などの稀少な疾患に関する報告も散見されるようになり（花房，2008年）（天尾，2011年），大規模な臨床試験だけでなく，症例報告や小規模の研究など，学会にふさわしい報告も行われるようになった．こうした研究はいずれも，医療デバイスや薬物療法の進歩によって，これまで運動療法の対象でなかった患者へのリハビリテーションが可能に

なったこと，そして欧米でのセンセーショナルな研究報告に追従して行われる傾向がみられる．例えば，様々な新薬の開発により飛躍的に予後が改善した肺高血圧症患者がよい例である．2006年に『Circulation』誌に掲載された，肺高血圧症患者への運動療法が運動耐容能やQOLを改善したという報告（Mereles, 2006年）をきっかけに，本邦でも数多くの施設が積極的にリハビリを実施し，その研究結果が報告されている（本山，2008年）（安藤，2014年）．

■今日の循環器疾患における理学療法のトピックス

　高齢者，フレイル（frailty），心不全，健康寿命は今日の循環器疾患における理学療法のトピックスといえる．医療の進歩と急速に進む高齢化によって，従来は命を落としていた患者が増え，加齢そのものが誘因となる心不全が増えており，心不全パンデミックという言葉も流布している状況である．同様に，筋力低下，運動能力低下，不良な栄養状態，認知面の低下など，高齢者特有の虚弱な状態を示すフレイルが注目されるにつれ，学会でもこれに関連した発表が多くなっている．例えば，高齢者の栄養状態と心臓リハビリテーションの関係を検討した研究では，低栄養状態にある高齢心疾患患者は身体機能が低いことや（伊澤，2014年），栄養障害のリスクがある心不全患者は，栄養状態の改善率と運動療法による運動耐容能の改善率に相関があること（櫻田，2014年）などが報告されている．また全国9施設の1,850例を対象とした心臓外科手術後の心臓リハビリテーションに関する研究では，年齢に関係する心臓由来の原因や，術前からの低体力がリハビリテーション進行の遅延因子であったことが報告されている（森沢，2013年）．さらに入院期の高齢心不全患者について，退院時の屋内歩行自立の可否を検討した研究では，高齢かつ歩行開始が入院4病日以降に遅延する患者は退院時に歩行自立に至らなかったことが報告されており（小澤，2013年），いずれも高齢の循環器疾患患者の理学療法に関しての重要な報告である．本邦における現在の心臓リハビリテーションは，従来の生命予後の改善を目的としたリハビリテーションだけではなく，在宅生活の支援や，生活機能の改善という，古典的な理学療法の目標に回帰しているといってもよいだろう．臨床場面で今何が大切なのか，その時期のトレンドを身近に感じるために学会に足を運ぶことは，臨床と同じようにとても大切なことである．

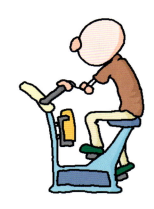

▶文　献

1) Fuster V, et al：N Engl J Med **326**：310-318, 1992
2) Ueshima H, et al：Circulation **118**：2702-2709, 2008
3) 上田一雄：日循環器管理研協議会誌 **29**：57-67, 1994
4) 循環器病の診断と治療に関するガイドライン（2011年度合同研究班報告）：虚血性心疾患の一次予防ガイドライン（2012年改訂版）．<http://www.j-circ.or.jp/guideline/>
5) 吉池信男ほか：肥満研 **6**：4-17, 2000
6) Kawachi I, et al：Circulation **95**：2374-2379, 1997
7) Lee KL, et al：Circulation **91**：1659-1668, 1995
8) Sorajja P, et al：Eur Heart J **28**：1709-1716, 2007
9) Case RB, et al：JAMA **267**：515-519, 1992
10) Nakatsuma K, et al：CREDO-Kyoto AMI Investigators：Am J Cardiol **114**：522-527, 2014
11) Rosengren A, et al：Lancet **364**：953-962, 2004
12) 後藤葉一ほか：心臓リハ **11**：36-40, 2006
13) Kamiya K, et al：Am J Med **128**：1212-1219, 2015
14) 山﨑裕司ほか：理学療法学 **18**：467-472, 1991
15) Chen LK, et al：J Am Med Dir Assoc **15**：95-101, 2014
16) Leong DP, et al：Lancet **386**：266-273, 2015
17) 神谷健太郎ほか：理学療法学 **30**：16, 2003
18) Yamada M, et al：Geriatr Gerontol Int **14**：8-14, 2014
19) Schutz Y, et al：Int J Obes Relat Metab Disord **26**：953-960, 2002
20) 熊丸めぐみほか：心臓リハ **8**：137-140, 2003
21) 中西道郎ほか：心臓リハ **16**：188-192, 2011

（藤田吾郎，大高愛子）

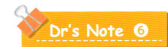

## 最新の心臓リハビリテーション医療

### ■心肺運動負荷試験（cardiopulmonary exercise testing：CPX）

　CPXは，通常の運動負荷試験に呼気ガス分析を併用したものである．ガス分析を併用することによって，従来は連続して採血を行わないと知りえなかった運動中のエネルギー代謝を非侵襲的に推測できるようになった．呼気ガスによって，骨格筋での代謝を間接的に知りうるとともに，どのような病態が呼吸に関連するエネルギー代謝系に影響を与えているかを分析することができる．

#### 1．心肺運動負荷試験から得られる各指標（図1）

1）AT（anaerobic threshold：嫌気性代謝閾値）

　ATは $\dot{V}O_2$ に対して $\dot{V}CO_2$ が増加し始める時点の酸素摂取量である．peak $\dot{V}O_2$（最高酸素摂取量）の約60%であり，Borgのスコアの11～13に相当することが多い．

2）peak $\dot{V}O_2$（最高酸素摂取量）

　運動負荷試験の終点での酸素摂取量である．最大酸素摂取量（maximal $\dot{V}O_2$, $\dot{V}O_2$max ともいう）とは，生体固有の最大酸素摂取能力のことで，peak $\dot{V}O_2$（maximum $\dot{V}O_2$ ともいう）とは異なる．患者に運動負荷試験を行う場合は peak $\dot{V}O_2$ を採用することが多い．

3）$\triangle \dot{V}O_2/\triangle WR$

　負荷量（仕事率）に対する酸素摂取量の増加度である．末梢筋への酸素輸送の増加の程度を表している．正常値は約10 ml/min/watt であり，有酸素能力が低いものは低値をとる．

4）$\dot{V}E$ vs $\dot{V}CO_2$ slope

　一定の二酸化炭素を排泄するのに必要な換気量を表し換気効率を指す．換気血流不均衡分布が大きい時はslopeは急峻となる．$\dot{V}E$ vs $\dot{V}CO_2$ slopeは慢性心不全の重症度の指標となりうる．またpeak $\dot{V}O_2$ 同様，予後の指標ともなりうると報告されている．健常者の値は24～34とされており加齢とともに上昇する．

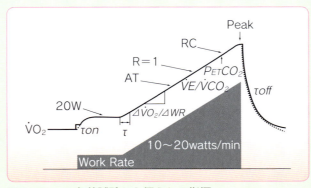

図1　Ramp負荷試験から得られる指標

**表1　心不全におけるチェックポイント**

A　運動療法実施前
　①睡眠時間，睡眠の質
　②体重，尿量，水分摂取量（日ごとの変化）
　③四肢の浮腫
　④食欲，食事摂取量
　⑤息切れ，胸痛の新たな発現・増悪
　⑥倦怠感，易疲労感，腹部膨満感などの有無
　⑦治療内容（薬物，酸素吸入量，カテコラミン投与量など）の変化

B　運動療法実施中…以下の症状や徴候，所見が出現した場合は中止して，運動量変更を考えるか
　　　　　　　　　　 薬物などの治療法を再考する
　①自覚症状…胸痛，息切れ，動悸などの胸部症状，疲労
　②他覚症状…めまい，息切れ，ふらつき，あくび，発汗，チアノーゼ
　③血圧変化…上昇：低心機能例や高血圧性心不全で 20 mmHg を超える，その他は 30 mmHg を
　　　　　　　　　　超える
　　　　　　　　　低下：20 mmHg またはそれ以上
　④心拍数…上昇：120 bpm を超えるもしくは安静時より 40 bpm 以上増加
　⑤動脈血酸素飽和度…低下 5%またはそれ以上
　⑥心電図所見…ST 低下　1 mm 以下，T 波の陰転化，ST 上昇　2 mm 以上や危険な不整脈の出
　　　　　　　　　現・増悪

## ■心不全を合併した患者のリハビリテーション（表1）

　新規発症の急性心不全や，慢性心不全再増悪による入院加療後，状態が安定した症例がリハビリテーションの対象となる．しかし多くの場合，心不全が治癒に至ることは少なく，あくまでも心負荷軽減が奏効したことで，コントロールされている状態に過ぎない．よって，運動療法自体も，負荷量を誤ればこの心不全増悪因子になりうるため，心機能評価から得られる情報の理解や適切な運動負荷量の設定は重要と考える．

　介入前に際して心機能や疾患の重症度を考慮し，トレーニングの負荷量や種類，最終到達レベルの設定をする．肺うっ血や呼吸困難症状に代表されるような左心不全症状は重要であり出現頻度も多い．代表的な所見に起坐呼吸や夜間発作性呼吸困難といった肺うっ血症状があるが，睡眠の質の低下が最初のサインであることもある．また，右心不全症状による肝腫大や胸水・腹水の貯留なども，その前段階で「運動しているのに食欲が出なくなってきた」「おなかが重く感じる（張ってきた）」などの症状から明らかになることも多い．低心機能症例の運動療法介入において，四肢の浮腫，体重計測などの評価や，睡眠状態，摂食・排泄状態の聴取もバイタルサインの重要な要素として，介入前に必ず実践する．虚血や不整脈などの反応が運動負荷後，早く出現するのに対して，心不全増悪は即座に発症することは少なく，一定時間以上経過したのちに現れることが多い．

（埼玉医科大学国際医療センター心臓リハビリテーション科　牧田　茂）

## 7 廃用症候群に対する理学療法

### A 定義

#### 廃用症候群とは

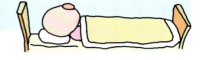

**松嶋らの文献[1]より**

　廃用症候群は身体の不活動によって引き起こされる二次的な障害の総称である．廃用によって引き起こる様々な症候をまとめたものであり，明らかな診断基準はなく，タイプ分類や重症度分類もない．

　身体の不活動によって各生体器官，機能に変化が起こる（**表1**）．「ギプス固定や不動化によって局所に起きる変化」と「身体活動の低下などによって全身に起こる変化」に分けられる．

　英語圏で廃用症候群にあたる disuse syndrome という用語はほとんど使用されていない．Disuse という用語も単独ではあまり使用されず，disuse atrophy（廃用性萎縮）のような用いられ方が多い．廃用にあたる言葉として inactivity（不活動），deconditioning（ディコンディショニング，脱調整状態），immobility（不動），immobilization（不動化），hypokinesia（運動量低下），bed rest（臥床）という直接的な状態を表す用語が用いられている．

**表1　原因別にみた廃用症候群の諸症状[29]**

| |
|---|
| Ⅰ．局所性廃用によるもの<br>①関節拘縮，②廃用性筋萎縮（a．筋力低下，b．筋耐久性低下），③骨粗鬆症-高カリウム尿，④皮膚萎縮，⑤褥創 |
| Ⅱ．全身性廃用によるもの<br>①心肺機能低下，（a．心1回拍出量の低下，b．頻脈，c．1回呼吸量減少）<br>②消化器機能低下（a．食欲不振，b．便秘），③易疲労性 |
| Ⅲ．臥位・低重力によるもの<br>①起立性低血圧，②利尿，③ナトリウム利尿，④血液量減少 |
| Ⅳ．感覚・運動刺激の欠乏によるもの<br>①知的活動低下，②自律神経不安定，③姿勢・運動調節機能低下 |

**上田の文献[3]より**

　廃用症候群（disuse syndrome）は低運動性疾患あるいは運動不足病（hypokinetic disease）とも呼ばれ，局所または全身の不動・安静がもつネガティヴな側面，いわば「安静の弊害」を強調した概念である．

**診療点数早見表 2016年4月版[4]**

　廃用症候群リハビリテーション料の対象となる患者は，急性疾患などに伴う安静（治療の有無を問わない）による廃用症候群であって，一定程度以上の基本動作能力，応用動作能力，言語聴覚能力および日常生活能力の低下（治療開始時において FIM 115以下，BI 85点以下の状態などのもの）をきたしているものであること．

　廃用症候群は不動や不活動などによって起こる複数の症状の連なりであり，様々な疾患に共通した概念である．廃用症候群は運動器不安定症，ロコモティブシンドローム，サルコペニア，フレイルなど，加齢や患者を取り巻く環境因子にも影響されるといえる．廃用症候群リハビリテーション料が設定され，国民の医療を考えるうえでたいへん注目を集めている一方で，その診断規定には曖昧な点が多いことも確かであり，臨床における混乱があることは間違いない．

## B 基礎データ

### 1) 1年間におけるリハビリテーション依頼のうちの廃用症候群患者の割合と依頼科の内訳

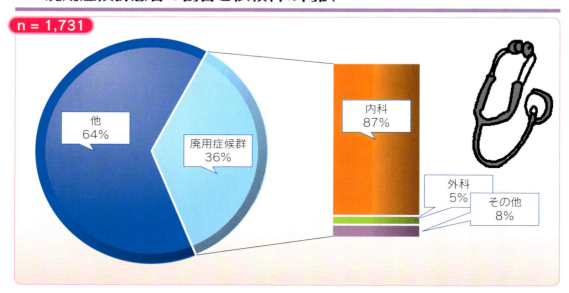

### データから言えること

グラフは2015年度（平成27年度）の全リハビリテーション依頼数における廃用症候群算定患者数と他の算定患者の比率である．他の内訳は運動器29％，脳血管21％，癌13％，呼吸器1％であった．廃用症候群の依頼は，疾患別リハビリテーションで分けて比較すると，依頼の中で最も多い算定項目となっている．また，廃用症候群患者における依頼科は，内科領域の診療科からのものが多い結果であった．

### 文献と照らし合わせて言えること・考えられること

政森ら[8]は，リハビリテーションを施行した1,948例のうち廃用症候群患者が21％，井上ら[9]は1,152例のうち51％，岡田ら[13]は1,948例のうち28％と報告している．2013年（平成25年）の厚生労働省の報告では，入院患者4,207例に対し廃用症候群の算定は19.4％であったとある．割合に幅がみられ，一概に一般論としてとらえることができない理由は，地域や施設の機能によって異なる可能性がある．厚生労働省の報告では手術以外の治療による廃用が多い（10,286例の76.1％）とされており，臥床による影響を考慮する必要がある．当院のデータでも，外科に比べ内科における割合が多く類似している．

### Q&A 外科より内科で廃用が多い理由は？

低侵襲手術や術後のクリニカルパスの普及などが原因と考えられる．また，内科系疾患は診断上安静を必要とする場合があり，内科系疾患患者が高齢であることもひとつの理由と思われる．

## 2) リハビリテーション算定項目別年齢分布

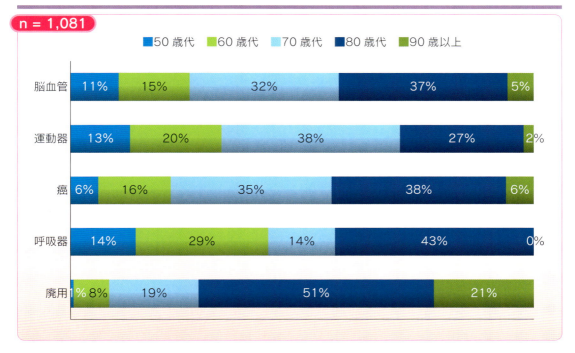

### 👉 データから言えること

算定項目毎における年齢分布を比較すると，廃用症候群算定患者は他の疾患よりも高齢者の割合が高い．廃用症候群患者における全体での平均年齢は男性82.3歳，女性83.8歳と主に後期高齢者が多いが，50歳代においても診断されることは興味深い．これは先天性疾患などの基礎疾患が背景にある場合や新生物などの疾患患者にみられる．男性よりも女性の平均年齢が高い理由については平均寿命の違いによるものであると考えられる．

### 👉 文献と照らし合わせて言えること・考えられること

芳賀ら[7]は患者全体の平均が72.9±14.5歳であるのに対して廃用症候群患者は76.7±11.9歳と報告し，井上ら[9]は，全体中央値が80歳であるのに対して廃用症候群患者は84歳としており，廃用症候群算定患者が最も高齢であったとしている．厚生労働省による報告でも全体平均75.5歳に対して廃用症候群患者は80.6歳であった．当院のデータでも，全体平均72.1±18.7歳に対し廃用症候群算定患者では82.2±9.8歳と同様の傾向を示しており，対象が高齢層であることは明白である．

### Q&A 性別による分布の違いはみられるのか？

性別に大きな違いがあるとはいえない．60歳代では男性59%，女性41%，70歳代では男性58%，女性42%，80歳代では男性53%，女性47%，90歳代では男性43%，女性57%となっており，加齢に伴い男性の割合が減って女性が増える傾向がみられた．

## 3) 入院から依頼までの期間および介入期間

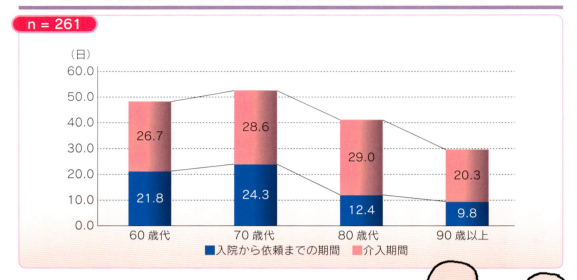

### データから言えること

　入院から依頼までの期間とは入院から理学療法介入までの日数であり，介入期間とは理学療法介入から転・退院までの日数である．両方の日数を合わせると入院期間になる．年齢が高くなると入院から依頼までの日数が減少している．これは年齢が高いために廃用症状が短期間で出現した可能性と，年齢が高いことで廃用症候群になりやすいために早めに依頼が出されている可能性が考えられる．

### 文献と照らし合わせて言えること・考えられること

　厚生労働省[12]が報告している2014年（平成26年）の傷病分類別にみた年齢階級別退院患者の平均在院日数においては，65歳以上と75歳以上を比較するとほとんどの疾患で75歳以上が入院日数が長い結果であった．本データも同様の傾向であったが，70歳代をピークに短縮している傾向が伺える．これは，4）の"年代別転帰"にあるように，高齢になると転院の割合が増えてくるためであろう．岡田[13]の報告では入院から介入までの日数が長いと介入から転帰までの日数が長期になると報告しており，当院でも同様の結果を得ている．

### Q&A 入院のきっかけとなった疾患による入院期間の偏りはあるのか？

　疾患別に入院期間をみると新生物が平均60日と最も長く，次いで内分泌・栄養・基礎代謝疾患が平均53日，消化器疾患が平均43日前後という結果であった．消化器疾患の自宅退院率が56％と最も低い値となっており，次いで呼吸器疾患が57％であった．山下らは消化器疾患の自宅退院率の低値を報告しており，経口から食事摂取が可能となるまでに時間を要することが要因と考察されている．

## 4）転帰

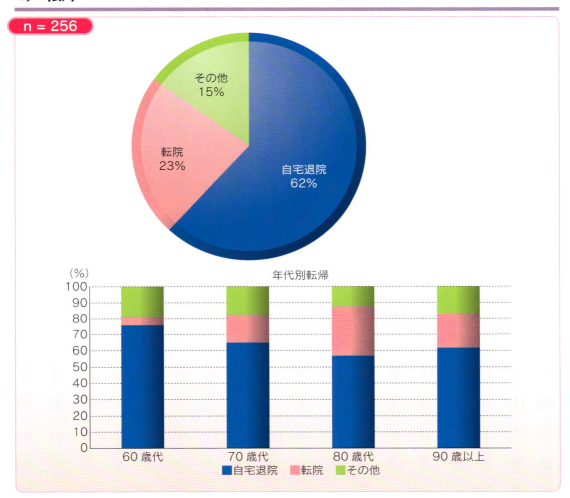

### データから言えること
　廃用症候群と年齢層が近い大腿骨頚部・転子部骨折患者の当院における自宅退院率は約72％であり，比較すると明らかに低い値であった．また，高齢になると自宅退院の割合が減少し，転院やその他の割合が増加することが伺える．80歳代以上では自宅退院となる割合が約半数程度となっている．

### 文献と照らし合わせて言えること・考えられること
　廃用症候群患者の転帰に関する先行文献[13,16,17]では，入院から理学療法介入までの期間が6週間以上経過していると自宅退院の割合が低下するといったものや嚥下障害の有無や年齢，介入開始時におけるADL能力，安静期間などの組み合わせで自宅退院の予測をしているものなどがみられている．上記のグラフからは年齢も転帰に影響を及ぼしている要因のひとつであることが伺える．

### Q&A　身体機能以外で転帰に影響を及ぼしやすい要因は？
　身体機能以外で転帰に影響を及ぼしやすいものとしては家族協力や環境などの社会背景が考えられる．加藤ら[18]は在宅復帰を妨げる因子として介護者が配偶者以外であることや主たる介護者が日中いないこと，主たる介護者を支援する人がいないことなども報告している．

## 5）廃用症候群の原因となった疾患の分類

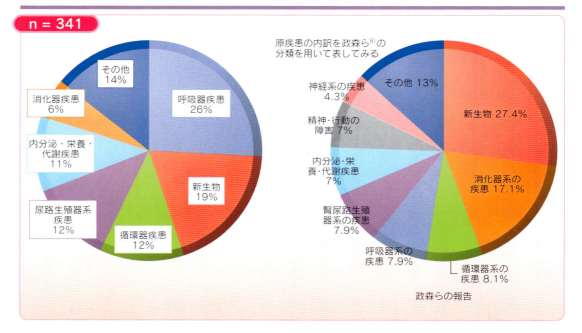

※本データベースは2012年より測定を実施しているため，現在の廃用症候群の診断基準よりも対象疾患範囲が広くなっている．

### データから言えること

廃用症候群という診断名で理学療法の処方が行われているが，グラフより現在の理学療法の対象となる疾患の多さがみてとれる．また，当院の患者は呼吸機能の低下による活動性の制限によって廃用症候群を呈する症例が多いといえる．グラフの結果は主要原疾患のみの分類であり，合併症を含めるとさらに複雑になる．

### 文献と照らし合わせて言えること・考えられること

政森ら[8]の報告で最も多いのは新生物で27.4%となっており，続いて消化器疾患が17.1%，循環器疾患8.4%，呼吸器疾患7.9%となっている．また，厚生労働省の報告では，リハビリテーションを受ける原因となった傷病名の廃用症候群患者（817例）で最も多いのが肺炎で全体の24.7%であった．病院の特色にもよるが，呼吸器疾患や新生物は廃用症候群の原疾患として上位になりやすいと考えられる．

### Q&A 分類方法は他にどのようなものがあるのか？

先行研究において廃用症候群の分類には原疾患による分類の他に脳血管や運動器，心大血管，呼吸器，廃用の算定基準による分類[7]や廃用症状による分類[6]などによる検討・報告が主に行われている．後藤ら[11]は過去の文献のうち，5編以上で報告されている19項目の廃用症状（大分類では筋骨格系，心血管系，呼吸器系，代謝系，神経系，泌尿器系，皮膚）を分類として提示している．

## Additional Note ❹

## 入院関連機能障害と廃用症候群

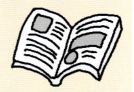

廃用症候群と混同されやすい類似した概念

### ■サルコペニア（Sarcopenia）

1989年にIrwin Rosenbergが"年齢と関連する筋肉量の低下"をサルコペニアと提唱したのがはじめとされ，ギリシャ語で筋肉を意味する「sarx」と，減少を指す「penia」を合わせた言葉であり，筋の量的低下と機能的低下を含めた概念である．European Working Group on Sarcopenia in Older People（EWGSOP）は，筋肉量の低下と筋肉機能（筋力または身体能力）の低下の両方の存在をサルコペニアの診断に用いることを推奨している．2014年のアジアのサルコペニアに関するワーキンググループ（AWGS）では，握力の低下または歩行速度の低下があり筋量の低下を認めた病態をサルコペニアであると判定するとしている．

### ■運動器不安定症（Musculoskeletal Ambulation Disability Symptom Complex：MADS）

2006年，日本整形外科学会，日本運動器リハビリテーション学会，日本臨床整形外科医会の3団体によって提唱され，その後保険収載された疾患概念である．高齢化によるバランス能力，移動歩行能力の低下から閉じこもり，転倒リスクが高まることを意味している．そのため，"歩行時にふらついて転倒しやすい"，"関節に痛みがあってよろける"，"軽微な外傷で骨折してしまう"といった病態を疾患としてとらえる．2016年には病名，日常生活自立度，片脚立位とTUGなどによる新たな基準を設定した．

### ■ロコモティブシンドローム（Locomotive Syndrome）

筋肉や骨，関節といった基本構造が加齢に伴い支障をきたし，日常生活が困難もしくは悪化することで介護を要する現象をきたすものをロコモティブシンドロームと呼ぶ．世界に先駆けて高齢社会を迎えた日本において，2007年に日本整形外科学会が提唱した概念であり，和名を運動器症候群としており，ロコモ体操も提案されている．

### ■入院関連機能障害（Hospitalization-Associated Disability：HAD）

入院に伴う廃用症候群は，一定の臥床期間を経て発覚する（Laurieら：2003, Helenら：1991）．この期間によって形成された機能障害は即時的に除去しにくくなるため難渋することとなる．病院に入院する前からの廃用症候群であるか，入院後の臥床期間によって生じた廃用症候群であるかという視点で考える概念が入院関連機能障害である（Covinskyら：2011, Ettingerra：2011）．HADは，肺炎や脱水，心不全のような運動機能障害を直接的に示さない疾患であっても一定期間の安静臥床を伴うことで生じる運動機能障害を指す．これはあくまでも入院加療に伴って生じる問題としてとらえられ，最小限にとどめるべきという意見が多い．一般的に廃用症候群とは入院前から伴っていることも多いため，区別するには入院初期できるだけ早い段階での廃用症候群の評価を行うことが望ましいとされている（角田ら：2015）．

### ■フレイル（Frailty）

2014年に日本老年医学会が提唱した概念であり，衰弱の英語を用いている．主に筋力や精神面での低下が特徴であり，体重減少，疲れやすさ，活動量の低下，歩行速度の低下，筋力低下，認知能力の低下，栄養状態なども含まれている．フレイルは，外的なストレスに対して脆弱性を示す状態とされる．その病態に関連する要因は最も広く，サルコペニアも一部分含み臓器の機能変化，予備能力の低下なども含まれる．

（中山恭秀）

## C 採用している評価項目とレビュー

### 1) 障害高齢者の日常生活自立度（寝たきり度）判定基準

　厚生労働省から 1991 年に出されている評価で生活自立（ランク J），準寝たきり（ランク A），寝たきり（ランク B・C）にて分類される．要介護認定調査や主治医意見書などで用いられており，理学療法における研究などにおいても用いられている評価である．廃用症候群患者は様々な障害像を呈するため，入院前の生活状況を把握することは重要であり，本評価に加えて家屋環境などを踏まえた詳細な問診も必要となる．

臨床的おすすめ度★★★

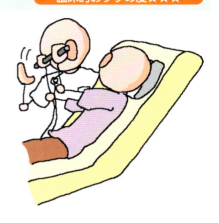

### 2) Body Mass Index（BMI）

　1994 年に世界保健機関（WHO）より出された肥満判定の国際基準で，体重（kg）÷［身長（m）×身長（m）］で求められる指標である．健康診断において使用されるなど認知度の高い評価である．2015 年に厚生労働省は『日本人の食事摂取基準』で，エネルギー収支バランスの維持を示す指標として BMI を採用することとしている．また，BMI は健康の保持・増進，生活習慣病の予防，高齢による虚弱を回避するための要素のひとつとして扱うとしている．

### 3) 血液・生化学データ

　血液・生化学データは全身状態を具体的な数値で示すため，理学療法の分野においても非常に重要な評価となる．理学療法士が直接行える評価ではないものの理学療法分野での先行研究にも多く使用されており，特に使用されている項目としては Alb（アルブミン），Hb（ヘモグロビン），TP（血清総タンパク），CRP（C 反応性タンパク），WBC（白血球）などである．Alb や TP は栄養の指標として使用されることが多く，CRP や WBC は原疾患やその他身体機能を低下させる恐れのある原因に対する指標として使用される．

### 4) Barthel Index（BI）

　Barthel Index（BI）は厚生労働省が定める廃用症候群の診断基準のひとつになっているなど非常に多くの場面で使用されている評価である．ADL 評価では FIM も BI 同様に広く使用されている．BI は様々な疾患で入院中における得点が転帰と関連があるとの報告もあり臨床における評価としての有用性は高い．

## 5) Ability for Basic Movement Scale（ABMS）

　慈恵医大が考案した基本動作能力指標である．評価値は1点：禁止，2点：全介助・不能，3点：部分介助，4点：監視・口頭示指，5点：修正自立，6点：自立とし，評価項目は「寝返り」，「起き上がり」，「座位保持」，「立ち上がり」，「立位保持」の5項目を評価項目としている．

　ベッドサイドで行える評価であるため急性期症例や虚弱高齢者などに適している指標である．ADLが自立しているなど身体機能が良好な症例には天井効果となりやすいため，評価を行うターゲットを検討する必要がある．

**臨床的おすすめ度★★★**

## 6) 握力

　握力は下肢の筋力や身体機能と相関関係があることが報告されており，臨床評価としての意義は大きい．短時間で簡便に行え，具体的に数値で行える筋力評価である．文部科学省が全国での年齢別に平均値を報告しているため健常者の平均値と同世代での比較が行いやすい．

**臨床的おすすめ度★★★**

## 7) ブリッジ運動

　慈恵医大では，膝立て臥位の姿勢で体幹を直線上に持ち上げられるかどうかにて評価を行う．急性期では評価のみではなく，トレーニングのひとつとしても臨床で多く行われている．慈恵医大では2015年に発表された日本理学療法学会版徒手筋力検査（MMT）のグレーディングスケール1にあてはめたブリッジ運動のMMTも検討している．

## D 臨床データ

### 1) 入院前日常生活自立度

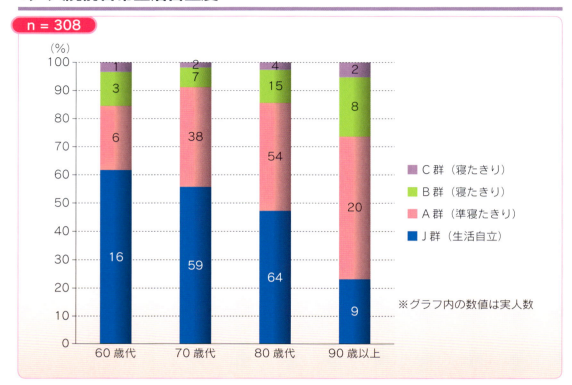

### 👉 データから言えること

グラフは入院のきっかけとなる事象前の状態を本人または家族に聴取して評価したものである．年齢が高齢になるほど自立であるJ群の数が減少し，介助を要するA群やB群の割合が増加してきているのが読み取れる．90歳以上では入院前に自立した生活ができている症例は2割程度であり，残りの8割は入院前の状態から日常生活に何かしらの介助を必要とする生活をしていることとなる．

### 👉 文献と照らし合わせて言えること・考えられること

近年では予防的観点から地域高齢者におけるフレイル（虚弱，frailty）に対する研究が多く行われている．フレイルは加齢による予備能力の低下から身体機能障害（disability）に移行しやすい状態とされており，西ら[19]によると高齢ほど出現率が高くなり，基本的ADL障害があるとされている．上記のグラフでも高齢であるほど生活自立の割合が低下しており，フレイルと同様の傾向がみられている．入院前にフレイルの状態であり，入院イベントをきっかけに廃用症候群となったということがグラフより読み取れる．

また，フレイルの出現率は男性80歳以上，女性75歳以上で急増するといわれている．

### Q&A 入院前の活動性を把握するのに適している評価は？

廃用症候群以外の患者においてもあてはまるが，入院前の活動性は退院のひとつの目安となり重要な評価である．入院前の生活を把握するのに適しているものとして日常生活自立度の他に厚生労働省が作成した基本チェックリストがある．基本チェックリストは介護保険の介護予防事業に導入されている総合的な評価である．評価項目は手段的・社会的ADLに加え栄養状態や抑うつ，記憶など幅広く対象を捉えることができ，フレイルに対するアセスメントツールとしても注目されている．

## 2) 平均BMI

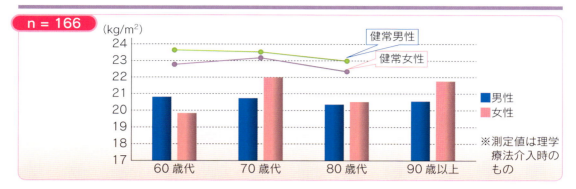

**データから言えること**

BMIでは年代別および性別共に有意な差はみられない結果であった.

**文献と照らし合わせて言えること・考えられること**

厚生労働省[20]はBMIによってエネルギーの過不足を定期的に評価することを推奨しており，75歳以上における虚弱の予防および生活習慣病予防に対する範囲は男女共通で21.5〜24.9 kg/m²としている．上記のグラフではほとんどが基準範囲を下回っておりエネルギー不足であるといえる．

**Q&A 理想的なBMIとは？**

男女とも「22」が理想の数値といわれている．これは，約15万人に対する調査研究の結果に基づくもので，病気になりにくいという結果からきている．

## 3) 平均アルブミン値

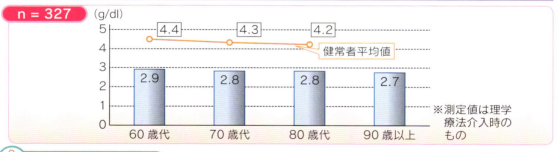

**データから言えること**

年代と共に平均値が低下していることが読み取れる．この傾向は健常者においてもみられているが，2013年（平成25年度）の厚生労働省[21]による報告では80歳以上の健常者平均は4.4〜4.3 g/dlであり大幅に低下していることが伺える．

**文献と照らし合わせて言えること・考えられること**

低栄養の基準値は3.5 g/dl以下[22]といわれており，上記グラフでは60歳代においても低栄養状態である．厚生労働省[20]は栄養摂取量の指標のひとつとしてアルブミンを挙げているが，対象とする栄養素の摂取状況以外の影響も受けるため慎重な解釈と利用が望まれるとしている．

**Q&A アルブミン以外の栄養状態の指標はあるのか？**

理学療法関連の報告では栄養状態の指標としてアルブミンの他には総蛋白（TP）や質問紙により評価を行う簡易栄養評価票：MNA（Mini Nutritinal Assessment）やMNA-SF（Mini Nutritinal Assessment-Short Form）などが用いられている．

## 4) Barthel Index（BI）

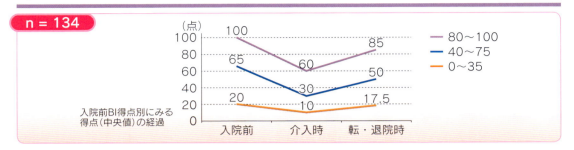

### データから言えること

入院前のBIを本人や家族より聴取にて評価している．3群（0～35点，40～75点，80～100点）に分け，それぞれの群における変化を中央値にて比較したグラフである．各群で入院イベントを契機に著明な低下がみられており，転・退院時の数値では入院前の数値より低い値を示しており，入院前と同等の活動レベルまでの回復はみられにくいという結果となった．

### 文献と照らし合わせて言えること・考えられること

入院前のBI得点と転・退院時の得点の比較では，どの群においても減少している結果となった．これは入院により動作能力が悪化もしくは不変の状態で転・退院となっていることを意味している．入院前のADLの中で移動能力について退院時と比較した報告[14]（n＝347）によると，向上した症例はわずか3％だったとしており，入院前の能力より上がることはなかなか見込みにくいことを指している．

### Q&A 疾患の違いがBIの項目得点に影響を及ぼすのか？

当院で分類している7つの原疾患別に入院前日常生活自立度が自立であるJ群のみ（n＝106）で入院時BIおよび転・退院時のBI各項目の得点を比較したところ，各疾患で有意な差はみられなかった．

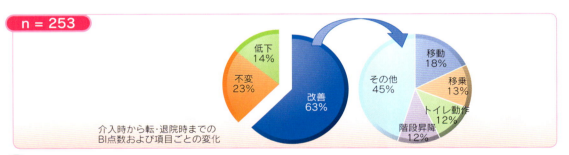

### データから言えること

上記左側の円グラフは介入から転・退院時までのBI合計得点における変化の割合である．また右側の円グラフは改善がみられた群の中で，改善した症例数が多い順に上位4項目を挙げている．グラフより，改善しやすい項目はすべて移動を伴う項目であることが読み取れる．

### 文献と照らし合わせて言えること・考えられること

BI得点は，転帰との関係で報告がみられている[9,16,23]．介入時BIが45～55点が自宅退院の目安とした報告である．介入時に，"移動を伴う項目"がどの程度失点しているかを考慮すると，転帰の予測や介入のヒントになる．

### Q&A BIとFIMとで結果が変わる？

BIは"しているADL"をみる指標であるため，看護態勢や家族の面会の頻度などに直接影響を受ける．一方FIMは"できるADL"を評価するため影響が出る．具体的に患者が生活するうえでの問題点を把握するためには，FIMのようなできるADLの評価を加えた解釈が望まれる．

## 5) Ability for Basic Movement Scale (ABMS)
### 退院患者と転院患者における各動作能力得点（中央値）の変化

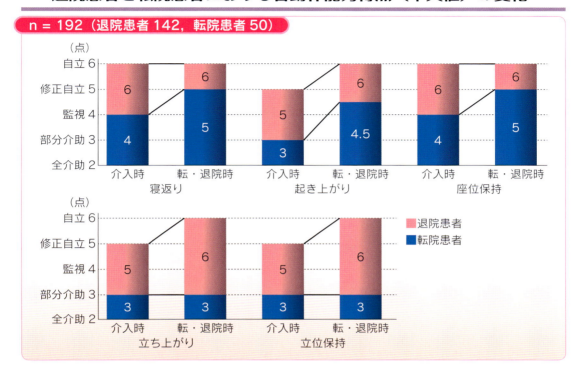

### データから言えること

評価尺度で1点は「禁止」にあたるため除外し2点〜6点の中での自宅退院患者と転院患者の各項目の中央値を示している．自宅退院患者では介入終了時においてすべての項目で自立となっているのに対し，転院患者では立ち上がりや立位保持といった項目は介入による改善がみられず，部分的に介助が必要な状態での転院となっている．

### 文献と照らし合わせて言えること・考えられること

Shinoharaら[24]は起き上がり動作と歩行能力において有意な相関関係があると報告している．本データにおいても起き上がり自立群と非自立群でBI得点を比較したところ自立群80点，非自立群30点と有意な差がみられた．ABMS各項目の中で起き上がり動作は転・退院患者共に改善のみられる項目であり継続的に評価を行うことで身体機能の経過が読み取れる．

### Q&A 廃用症候群の機能評価に最も適しているのは？

廃用症候群は様々な疾患によりもたらされる症候群であるため，症状が多彩で身体機能を幅広く捉えられる評価バッテリーが必要となる．我々は比較的自立度の高い患者層にはBI，床上動作が中心となる患者層にはABMS，床上安静となっている重度の患者層にはブリッジによる評価など，段階別に患者を捉える評価を経時的に行っている．

## 6）握力

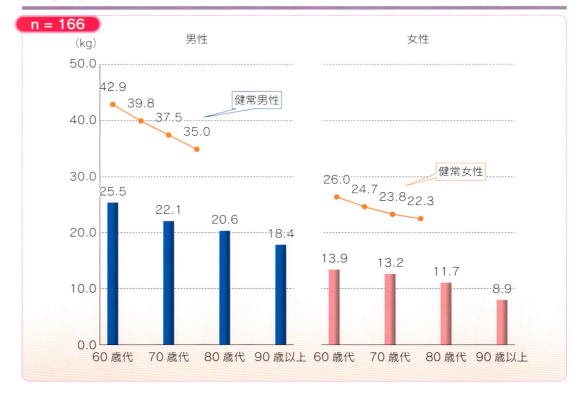

### データから言えること

男女共に2014年度（平成26年度）の文部科学省[25]より出されている健常者平均と比較して低い値を示している．

### 文献と照らし合わせて言えること・考えられること

握力は大腿四頭筋力と相関がある報告[26]があり，虚弱の指標として使用されている．虚弱の指標として使用されているFriedら[27]のCHS基準によると，握力はBMIと組み合わせた基準が定められている．この中で最も低い基準値において男性でBMI 24以下の場合は握力29 kg以下が，女性ではBMI 23以下の場合は握力17 kg以下が虚弱の判断基準の一部とされている．当然ではあるが，上記のグラフは男女共に最も低い虚弱の基準値をさらに下回っている．

### 握力と関連のある指標はどのようなものがあるか？

握力は様々な指標との関連が報告されている．地域高齢者を対象とした報告では握力と大腿四頭筋力に有意な相関関係がみられている報告や，アルブミン値から評価した栄養状態との関連についても報告がみられている．

## 7）ブリッジ

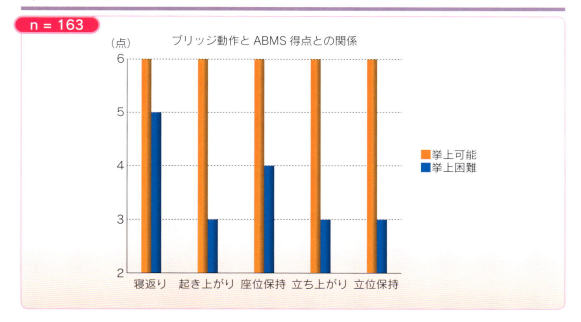

### データから言えること

ブリッジ動作で体幹を自力で水平位まで挙上できる群とできない群におけるABMS測定値の中央値での比較を示したグラフである．すべての項目で有意な差がみられており，床上安静の状態で身体機能を大まかに推測することができる．

### 文献と照らし合わせて言えること・考えられること

先行文献[28]では，ブリッジ動作は健常成人において2割程度の筋活動量であるという報告があるが，高齢者においてはブリッジ動作が困難な症例もみられ，床上におけるトレーニングとしても有用である．

### Q&A ブリッジ運動の評価はどのように行っているのか？

ブリッジの評価はベッドサイドで行えるため，急性期や耐久性の低下している症例にも行いやすい．体幹を自力で水平位まで挙上できるかが指標のひとつとなるが，膝立て位における膝関節の屈曲角度は本人が最も殿部を挙げやすい角度にて行い上肢の位置は体側にて行っている．

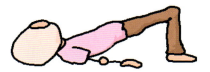

## E 理学療法関連学会における潮流

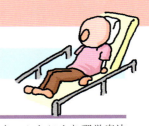

### 1) 2000年以前の潮流

　廃用症候群の潮流において重要なポイントは言葉の定義と診療報酬改定であり，これにより理学療法関連学会による報告の傾向が変化してきている．1991年に上田[29]が廃用という言葉について，身体の一部または全体を使わずに不活発な状態におくことが種々の機能の低下を招くことはかなり以前から知られていたが，1940年代の米国の早期離床・早期歩行の運動が第二次世界大戦後の人口の急激な高齢化の中で再認識され，さらに宇宙医学において無重力状態の生理学的悪影響との関連で再び強調されるようになり，これが最初から重要な鍵概念（key concept）のひとつであったとしている．廃用症候群は症候群であるため症状が様々であり，海外ではimmobility（不動）やdeconditioning（脱調整状態），inactivity（不活動），bed rest（臥床）などと様々な表現がなされており，現在でも廃用症候群に近い表現による言葉の統一はなされていない．また，日本においては低運動性疾患や運動不足病などの表現がされていたが廃用症候群が一般的な表現となり，最近では生活不活発病という表現も厚生労働省の資料などでみられている．

　表現や定義において統一されたものがないためか，理学療法関連学会における2000年以前の会議録ではラットによる廃用性筋萎縮に対する介入効果の検証[30,31]などの基礎研究がほとんどであり，診断された患者を対象とした報告はみられていなかった．一方で医師による報告では，日本リハビリテーション医学会において，入院している廃用症候群患者を対象として評価からリハビリテーション介入の判断が行えるのかの検討[32]や，廃用症候群患者の移動能力の変化や転帰を検討[33]した報告がみられた．医師は廃用症候群の診断基準を自らで統一することができるため，分析対象の疾患として成立していたためであると考えられる．

　当時の厚生省（現厚生労働省）ではリハビリテーションの主な取り組みとして，1987年に廃用予防として寝たきり老人ゼロ作戦等普及啓発推進事業を開始した．その後，1991年に寝たきりゼロへの10ヵ条を発表し，そのうちのひとつに「寝たきりは寝かせきりからつくられる　過度の安静逆効果」と掲げている．このように廃用症候群の定義や用語の統一がはっきりとしていない状態であったが，国策として2000年に近づくにつれて徐々に廃用症候群患者に対する取り組みが進められてきた．

### 2) 2000年以降の潮流

　2000年を迎え診療報酬改定および介護保険の運用が開始された．診療報酬改定では回復期リハビリテーション病棟が新設され，対象疾患に廃用症候群が取り入れられた．これにより2005年あたりから徐々に廃用症候群患者を対象とした検討がみられ，回復期リハビリテーション病棟における介入効果をFIMの変化で検討した報告[34]や廃用症候群患者を対象とした介入と非介入における違いをFIMや転帰にて検討をした報告がみられる[35]．そして2006年改定の診療報酬において脳血管疾患の中に廃用症候群という算定項目が設立され，対象となる患者は「外科手術又は肺炎等の治療時の安静による廃用症候群」という診断基準であった．これにより対象を具体的に括ることができ，原疾患や入院日数，身体機能についての検討[36]や原疾患別におけるBIや転帰，期間などを検討した報告がみられる[37]．さらに2008年の診療報酬改定により診断基準に「治療開始時においてFIM 115点以下，BI 85点以下の状態」という評価が追加された．解釈により曖昧な点はみられるが，さらに廃用症候群患者の抽出が具体的に行えるようになり，理学療法士による患者を対象とした検討が増加した．FIMの改善に関与する因子を検討するもの[38]や廃用症候群患者に対する早期介入の効果を検証するもの[39]など，廃用症候群患者を対象とした検討の中で予後予測や介入効果といった視点からの報告がみられる．

　2010年の診療報酬改定では栄養サポートチーム（NST）加算が新設された．NSTに必須ではないが

理学療法士も対象職種となっており，理学療法士の栄養状態への意識の高まりがみられ，予後予測因子に栄養状態の指標であるアルブミンを入れて検討した報告や[40]，算定疾患別に栄養状態とFIMや転帰を検討した報告[41]がされている．廃用症候群患者に対するアプローチとして離床や運動療法以外にも栄養という視点も柱として加わっている．また，近年では地域高齢者を対象としたフレイルやサルコペニアといった廃用症候群に繋がる状態に対する予防も注目されており，地域高齢者を対象にフレイルを抽出する評価および生活習慣より予後に影響する因子を検討した報告[42]や，疼痛とフレイルに対する報告[43]がみられる．

このように廃用症候群に関する報告は診療報酬の改定によって変化してきた．そして診断基準が徐々に定着してきている現在では廃用症候群患者のみではなく地域高齢者を対象とした予防という視点にまで検討が及ぶようになってきた．しかし，多くの報告により廃用症候群の概念は定まってきているものの，コンセンサスは得られていない．また，診療報酬による診断基準においても「急性疾患の治療後」ではあるが，動作能力の低下によって診断されるため曖昧なものとなりやすい．廃用症候群は様々な疾患により構成されているため，細分化と統合の両側面からの視点で評価・検討を行うことで統一された定義や診断基準に繋がっていくのではないかと考えられる．

## ▶文 献

1) 松嶋康之ほか：総合リハ **41**：257-262，2013
2) 厚生労働省：中央社会保険医療協議会総会（第316回）議事次第．<http://www.mhlw.go.jp/file/05-Shingikai-12404000-Hokenkyoku-Iryouka/0000105860.pdf>
3) 上田　敏：診断と治療 **74**：2462-2468，1986
4) 診療点数早見表，2016年4月版，医学通信社，東京，2016
5) 厚生労働省：平成26年簡易生命表の概況．<http://www.mhlw.go.jp/toukei/saikin/hw/life/life14/dl/life14-02.pdf>
6) 後藤亮平ほか：理療科 **29**：751-758，2014
7) 芳賀　智：岩手理療学 **5**：16-18，2013
8) 政森敦宏ほか：広島市民病医誌 **31**：111-114，2015
9) 井上宜充ほか：地域医学 **28**：834-840，2014
10) 下方浩史ほか：日老医誌 **42**：195-198，2012
11) 後藤亮平ほか：高齢者ケア研会誌 **3**：2012
12) 厚生労働省：平成26年（2014）患者調査の概況．<http://www.mhlw.go.jp/toukei/saikin/hw/kanja/14/dl/kanja-01.pdf>
13) 岡田恒夫：茨城リハケア会誌 **21**：1-5，2012
14) 徳田佳生ほか：松江市立医誌 **15**：1-10，2011
15) 山下奈美ほか：臨理療研 **29**：25-28，2012
16) 髙橋裕介ほか：秋田農村医会誌 **59**：23-26，2014
17) 梶原敬義ほか：日慢性期医療協会誌 **23**：50-55，2015
18) 加藤路代ほか：北海道リハ会誌 **34**：59-62，2006
19) 西真理子ほか：日老医誌 **49**：344-354，2012
20) 厚生労働省：「日本人の食事摂取基準（2015年版）策定検討会」報告書．<http://www.mhlw.go.jp/file/05-Shingikai-10901000-Kenkoukyoku-Soumuka/0000114399.pdf>
21) 厚生労働省：平成25年国民健康・栄養調査．<http://www.mhlw.go.jp/bunya/kenkou/eiyou/dl/h25-houkoku.pdf>
22) 若林秀隆（編）：リハビリテーション栄養ハンドブック，医歯薬出版，東京，2010
23) 今岡信彦ほか：大分リハ医会誌 **8**：54-56，2012
24) Shinohara T et al：J Phys Ther Sci **22**：29-34，2010
25) 文部科学省：平成26年度体力・運動能力調査結果の概要及び報告書について．<http://www.mext.go.jp/b_menu/toukei/chousa04/tairyoku/kekka/k_detail/1362690.htm>
26) 池田　望ほか：理療科 **26**：255-258，2011
27) Fried LP, et al：J Gerontol A Biol Sci Med Sci **56**：M146-156，2001
28) 市橋則明ほか：理療科 **13**：79-83，1998
29) 上田　敏：総合リハ **19**：773-774，1991
30) 山崎俊明ほか：理学療法学 **21**：405，1994
31) 田崎洋光ほか：理学療法学 **26**［Suppl］，1999
32) 張替　徹ほか：リハ医 **35**：886，1998
33) 八田美島：リハ医 **36**：1000-1001，1999
34) 村山朱里ほか：理学療法学 **32**［Suppl］，2005
35) 山谷佳世子ほか：理学療法学 **33**［Suppl］，2006
36) 長谷川裕介ほか：理学療法学 **34**［Suppl］，2007
37) 荒木信二ほか：理学療法学 **35**［Suppl］，2008
38) 竹岡　亨ほか：理学療法学 **38**［Suppl］，2011
39) 楠　正和ほか：理学療法学 **38**［Suppl］，2011
40) 松本元成：理学療法学 **39**［Suppl］，2012
41) 神野雄哉ほか：理学療法学 **41**［Suppl］，2014
42) 山田　実ほか：理学療法学 **43**［Suppl］，2016
43) 村田峻輔ほか：理学療法学 **43**［Suppl］，2016

（五十嵐祐介，平山次彦，中村智恵子，中山恭秀）

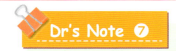

## 廃用症候群の診断

　廃用症候群のうち，"全身性疾患に対する治療目的での入院中の inactivity（不活動）" を原因とするものは，特に入院関連機能障害（hospitalization-associated disability：HAD．詳細は本文参照）と称される．そして，本邦の現状では，"廃用症候群" と算定されてリハビリテーション（リハ）を開始される患者の多くにおいて，HAD がその原因となっている．HAD は様々な症状・障害を含む概念であるが，"リハの対象" となる HAD の症状・障害は，筋力低下，筋萎縮，拘縮など運動機能に関するものが大部分である．

　HAD については，すでに欧米からは多くの論文や総説が報告されており，特に急性期病院の医療スタッフとしては，当然知っておくべき病態のひとつとされている．これに対して，本邦における HAD の啓蒙は不十分なそれであり，"iatrogenic（医原性）な障害" と考えられる HAD を次々と生み出している急性期病院も少なくはない．

　HAD に対するリハ介入の鉄則は，より早期の介入に他ならない．いわゆる離床を促すリハ訓練を早期に開始することで，HAD の発症を最大限にくい止めることができる．そうなると，全身性の急性疾患で入院した患者全員に対して，入院直後からリハを開始することが理想的な HAD 対策となるかもしれないが，そのような方策はマンパワーの問題から現実的ではない．

　一方で，過去の文献を渉猟すると，"いかなる場合に HAD が発症するのか" ということが少なからず報告されており，**表1** に示すごとく "HAD 発症の危険因子" がある程度は同定されている[1]．例えば，高齢患者，認知機能障害がある患者，入院前の時点ですでに歩行障害がみられる患者，栄養状態が悪い患者などにおいては，HAD 発症の危険性が高いと考えられている．

　これらから考えると，急性疾患で入院した患者のうち，HAD 発症リスクが高い患者に対してのみ，より早期から HAD の発症を予防するためのリハを行うという戦略が考案される．そこで私は，以前の勤務施設において，HAD prevention system（HPS）と名づけた病院全体での HAD 予防システムを構築，試験的に導入した．具体的には，急性疾患患者が入院したら，速やかに各診療科の医師が HAD 発症リスクを独自の評価シートで判定，そこで高リスクと判定された患者についてのみ早期リハを開始するというシステムである[2]．結果として，システム導入後に HAD 発症の減少と在院日数の短縮が確認されたことより，この取り組みは今後の HAD 対策におけるひとつの方向性を示したものと私は解釈している．

　ただし，お察しのごとく，本邦で徹底的な HAD 対策を実際に講じるとなると，廃用症候群リハ料算定要件の問題が立ちはだかる．現行の診療点数早見表（本文中に記載）によると，廃用症候群と算定してリハを開始するためには，その時点ですでに「一定程度以上の基本動作能力，応用動作能力，言語聴覚能力および日常生活能力の低下をきたしている」必要がある．すなわち，"HAD を発症してから（HAD ができあがってから）" のリハ介入については何の問題も生じないが，"HAD が発症する前から" のリハ介入は容認されていない．概して，本邦の診療報酬体系の中では "予防的なリハ" の重要性はあまり認知されておらず，リハは "何かが起きてから介入すべき" とのコンセプトが中核である．確かにそのようなコンセプトのおかげで，リハ訓練の過剰な供給が防止されていることも事実であろう．しかしながら，HAD はリハ介入で予防可能なことを熟知しているリハ科スタッフにとって，HAD が生じるまで何もしないということは忸怩たることである．確固たるエビデンスはないが，HAD に対するより早期のリハ介入は，費用対効果の側面からみても有益であると私は推測する．よって私は，すべての医療関係者（行政を含む）の間で，HAD に関するパラダイムシフトが起きること

**表1 HAD 発症の主な危険因子**

入院前（もしくは入院時）にこれらの因子が存在する場合，HAD 発症のリスクが高くなる．

| 危険因子 | オッズ比・これら因子が存在する場合，HAD 発症のリスクが何倍になるのか？ |
|---|---|
| 高　齢 | 3.4* |
| 認知機能低下 | 2.0〜15.9 |
| せん妄の存在 | 2.7〜3.0 |
| うつ状態 | 3.3 |
| 歩行器使用 | 1.7〜2.7 |
| 杖の使用 | 1.7 |
| 歩行時の不安定 | 1.7〜2.6 |
| 転倒リスクの存在 | 2.1 |
| 転倒の既往 | 1.7 |
| 低栄養状態 | 2.2〜16.1 |
| 不良な経済状態 | 1.5 |
| 複数の併存疾患の存在（5 疾患以上） | 1.9 |
| 著明なるいそう（BMI が 18.5 未満） | 3.4 |
| 多数の内服薬使用（9 種類以上） | 1.9 |

*70〜74 歳と 90 歳以上を比較した場合．

を願う．

　このありふれた，しかしながら"忘れられている入院合併症"である HAD 対策を，HAD 治療の主役であるリハ科スタッフが，さらに研ぎ澄ましていくことを私は期待する．

▶文　献
1) Lafont C, et al：The J Nutr, Health Aging **15**：645-660, 2011
2) 角田　亘ほか：医療の質・安全会誌 **10**：409-417, 2015

（国際医療福祉大学医学部リハビリテーション医学講座　角田　亘）

# 第 2 章

# 疾患別評価集

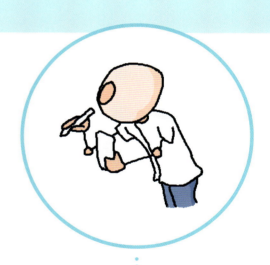

# 1 脳卒中 表❶ 脳卒中理学療法評価票

**慈恵医大共通 脳卒中理学療法評価票 — 初期評価 —**

□ 初発 　□ 再発

| 評価機関 | 本院 | 葛飾 | 第三 | 柏 |
|---|---|---|---|---|

基本情報　ID [ 　　　　 ]

| ① 生年月日 | [ 平成　年　月　日 ] | ② 年齢 ( 　 )歳 | ③ 性別 □男性 □女性 |
|---|---|---|---|

④ 既往歴　□脳梗塞(再梗塞 右/左) □脳出血(再発 右/左) □呼吸器疾患
　□ HT □ DM □高血圧症 □心疾患 □腎疾患 □他( 　 )
　□末梢血管疾患 □骨関節疾患

## 疾患基礎情報

| ① 発症日 | 平成　年　月　日 | ② 入院日 | 平成　年　月　日 |
|---|---|---|---|
| ③ PT開始日 | 平成　年　月　日 | ④ 麻痺側 | □右 □左 □両側 |

⑤ 疾患分類　1) □心原性 □ラクナ □その他 □分類不能
　2) □ ACA □ MCA □ PCA □放線冠 □小脳 □視床 □他
　□被殻 □延髄 □橋 □視床
　□脳出血 □脳梗塞

⑥ 治療　□内科的治療(t-PA療法) □外科的治療
評価環境 ( Gym ・ Bed ) 　他部門の介入 ( なし ・ OT ・ ST )

## 理学療法評価

**① 意識 (GCS)**
開眼(E 　) 4 自発的 3 呼びかけ 2 痛み 1 不可
言語(V 　) 5 見当識良好 4 会話混乱 3 発語有会話不可 2 意味不明発声 1 発語無
運動(M 　) 6 命令に従う 5 痛み部位認識 4 逃避反応 3 指の屈曲 2 指み伸展 1 無

**② 12段階片麻痺グレード**

| テスト No. | テスト内容(注意点) | | 判定 | |
|---|---|---|---|---|
| 0 | 連合反応(股収縮/股収縮筋の筋収縮の有無) | □不可 | □不十分 | □十分 |
| 1 | 随意収縮(股内転筋の筋収縮の有無) | □不可 | □不十分 | □十分 |
| 2 | 伸筋共同運動(股関節90° 屈曲位から自動伸展) | □不可 | □不十分 | □十分 |
| 3 | 屈筋共同運動(股収縮から自動屈曲) | □不可 | □不十分 | □十分 |
| 4 | SLR(膝≧20° 屈曲は不可) | □不可 | □不十分 | □十分 |
| 5 | 膝屈曲(股90°−90°) | □不可 | □不十分 | □十分 |
| 6 | 足背屈(足≧5° 背屈) | □不可 | □不十分 | □十分 |
| 7 不適 | 膝伸展位立位外転(膝屈曲≦20°) | □不可 | □不十分 | □十分 |
| 8 | 足背屈(股・膝伸展位維持) | □不可 | □不十分 | □十分 |
| 9 | 膝伸展位足関節(股60°−90°膝伸展位足≦20°) | □不可 | □不十分 | □十分 |
| 10 不適 | 股内旋(股60°−90° 膝屈曲位) | □不可 | □不十分 | □十分 |
| 11 不適 | 股外旋(股60°−90° 膝伸展位足≦20°) | □不可 | □不十分 | □十分 |
| 12 不適 | 足背屈(背屈≧5° 膝屈曲・非麻痺側比) | □不可 | □不十分 | □十分 |

判定 　/30点

**③ 上肢・手指Br.stage**　上肢 Stage 　手指 Stage

**④ ABMS**

| | Grade | Stage | | | | |
|---|---|---|---|---|---|---|
| | 禁止 | 全介助・不能 | 部分介助 | 監視 | 修正自立 | 完全自立 |
| 寝返り | □0 | □1 □2 | □3 | □4 | □5 | □6 |
| 起き上がり | □0 | □1 □2 | □3 | □4 | □5 | □6 |
| 座位保持 | □0 | □1 □2 | □3 | □4 | □5 | □6 |
| 立ち上がり | □0 | □1 □2 | □3 | □4 | □5 | □6 |
| 立位保持 | □0 | □1 □2 | □3 | □4 | □5 | □6 |

合計 　/30点

---

## ⑤ BI

| 食事 | □0 | □5 | □10(自立) | | |
|---|---|---|---|---|---|
| 移乗 | □0 | □5 | □10(軽介助) | □15(自立) | |
| 整容 | □0 | □5(自立) | | | |
| トイレ動作 | □0 | □5(部分介助) | □10(自立) | | |
| 入浴 | □0 | □5(自立) | | | |
| 移動 | □0 | □5(自立:シャワー・歩行・出入り) | □10(軽介助) | □15(自立 45m以上) | |
| 階段 | □0 | □5(部分介助) | □10(自立) | | |
| 更衣 | □0 | □5(部分介助・半分程度) | □10(自立) | | |
| 排便管理 | □0 | □5(部分介助:浣腸・座薬も可) | □10(自立) | | |
| 排尿管理 | □0 | □5(部分介助:尿器も可) | □10(自立:尿器も可) | | |

合計 　/100点

## ⑥ NIHSS

| 1a 意識水準 | 0 完全覚醒 | 1 簡単な刺激で覚醒 | 2 繰り返し又は強い刺激で覚醒、強い刺激で覚醒 | 3 無反応 |
|---|---|---|---|---|

1b 意識障害-質問 ※ 今月の月と年齢を質問する。正答は正確でなければならない。近似した回答も正答とならない。失語や昏迷のため理解が困難な場合は正答とみなす。
　0 両方正解 　1 片方正解 　2 両方不正解

1c 意識障害-従命 ※ [目を閉じて]と手を握って開くよう命じる。他の1段階命令におき換えてもよい。
　0 両方可能 　1 片方可能 　2 両方不可能

2 最良の注視 ※ 水平眼球運動のみ評価。追視で判断してよい。重度の眼球運動障害で眼球運動が動かない場合は3点。
　0 異常なし 　1 眼球運動は部分的である 　2 眼球が全く動かない

3 視野 ※ 対座法で左右いずれかの1/4の目を遮って行う。もとなおして行う。右又は左、右上又は左下、上下で判定する。
　0 視野欠損なし 　1 部分的半盲 　2 完全半盲 　3 両側性半盲

4 顔面麻痺 ※ 歯を見せるか眉を上げさせる。閉眼させる。顔面障害で反応のない場合は3点。
　0 正常 　1 軽度(鼻唇溝平坦化、笑顔の不対称) 　2 部分的麻痺(顔面下半分の完全又は部分的麻痺) 　3 完全麻痺(顔面上下の動きが全くない)

5 上肢の運動 ※ 評価者が患者の上肢を上げて、座位では90°(臥位では45°)に動かして保持させ落下させて判定
右 □切替・患点で
　0 90°(45°)下垂なしに保持可 　1 何らか90°(45°)保持できるが10秒以内に下垂
　2 90°(45°)の挙上または保持できず、ゆっくりと下垂してベッド上に落ちる 　3 随意収縮はあるが重力に抗せず、ベッド上に即座に落ちる 　4 完全麻痺 　□切替・患点
左 同上

6 下肢の運動 ※ 評価者が患者の下肢を30°(必ず臥位で)に動かして保持させて判定
右 □切替・患点で
　0 30°下垂なし5秒保持可 　1 何らか30°保持できるが5秒以内に下垂
　2 30°の挙上は保持できず、ゆっくりと下垂してベッドに落ちる 　3 随意収縮はあるが重力に抗せず、ベッド上に即座に落ちる 　4 完全麻痺 　□切替・患点
左 同上

7 運動失調 ※ 上肢は指-鼻-指、下肢は踵膝試験を両側で行う。片麻痺の程度に不釣り合いな失調を認めた場合に陽性と判断する。
　9 なし 　1 1肢 　2 2肢

8 感覚 ※ 鈍化による変化又は失語者の逃避反応
　0 障害なし 　1 軽度から中等度 　2 重度から完全

9 最良の言語 ※ 図絵は何が起こっているか述べさせる。呼称カードの名称を言わせる。文章の音読をさせる。
　0 失語なし 　1 軽度から中等度失語 　2 重度の失語(検者は患者の言語から理解できる) 　3 全失語、無言

10 構音障害 ※ 一連の言葉を反復させる。患者は中等度の構音障害が理解できる。
　0 正常 　1 軽度から中等度(言葉は不明瞭) 　2 重度(発語が理解されない) 　9 挿管または身体的障壁

11 消失現象と注意障害 ※ 手指に/以外を確認する。USN異常なし。
　0 異常なし 　1 USN異常あり:一点同時刺激(視・触覚)、聴覚(複数同時)で1点、異常なしで2点をする 　2 USN異常あり:二点同時刺激で異常あり

合計 　/42点

# 1　脳卒中　表❷　脳卒中リハビリテーション評価票

## 慈恵医大共通　脳卒中リハビリテーション評価票
－発症10日目／30日目評価－

※必ずどちらかに〇をつけて使用すること

### 基本情報

| 評価機関 | 本院 | 葛飾 | 第三 | 柏 | 担当〔　　〕 | 氏名〔　　〕 |
|---|---|---|---|---|---|---|

ID〔　　〕　　評価日〔　　〕　平成　年　月　日

### 理学療法評価

**①意識（GCS）**　開眼E〔　〕　言語V〔　〕　運動M〔　〕

評価環境（ Gym ・ Bed ） 他部門の介入（ なし ・ OT ・ ST ）

**②随伴症候**　□無　□認知症　□半側空間無視　□失行　□失語　□押す人　□失調

**③12段階片麻痺**

| グレード | テスト | No | 姿勢 | テスト内容（注意点） | 判定 | 判定基準 |
|---|---|---|---|---|---|---|
| 0 | 不可 判定 | 1 | 座 | 連合反応（股内転筋の防収縮の有無） | □不可　□十分 | 筋収縮の有無 |
| 1 | 不可 | 2 | 座 | 随意収縮（股内転筋の防収縮の有無） | □不可　□十分 | 筋収縮の有無 |
| | 十分 | 3 | 座 | 伸筋共同運動90°屈曲位から自動伸展 | □不可　□十分 | 膝伸展≧20° |
| 2 | 不可 | 4 | 座 | 屈筋共同運動（股屈曲は不可） | □不可　□十分 | 股屈曲≧90° |
| | 十分 | 5 | 座 | SLR（股≧20°屈曲位） | □不可　□十分 | 股屈曲30° |
| 3 | 不可 | 6 | 座 | 膝屈曲（足≧5°背屈） | □不可　□十分 | 膝屈曲100° |
| | 十分 | 7 | 座 | 足背屈（足≧5°背屈） | □不可　□十分 | 足背屈≧20° |
| 3-4 | 両方不可 | 8 | 立 | 膝伸展位股屈曲（膝屈曲≦20°） | □不可　□十分 | 股外転≧20° |
| 4 | 不可・十分 | 9 | 立 | 膝伸展で足背屈（股60°−90°股屈曲位） | □不可　□十分 | 膝伸展≧5° |
| 5 | 十分不可 | 10 | 立 | 股内旋（股60°−90°股屈曲位） | □不可　□十分 | 股内旋≧20° |
| 5-6-7 | 2つ十分 | 不可1 | 立 | 足背屈（膝伸展位 股屈曲≦20°） | □不可　□十分 | 足背屈（足≧5°背屈） |
| 6 | 2つ十分 | 11 | 立 | 股内旋（股≧20°股屈曲） 10回最速・非麻痺側比 | □不可　□十分 | 股外転≧20° |
| | 3つ十分 | 不可2 | 立 | 膝伸展（内旋≦20°）10回最速・非麻痺側比 | □不可　□十分 | 膝伸展≧5° |
| 8-9-10 | 2つ十分 | 不可3 | 立 | 足背屈（背屈≧5°）10回最速・非麻痺側比 | □不可　□十分 | 足背屈（足≧5°背屈） |
| 11 | 8-10十分 | | | | | |
| 12 | 11十分 | | | | | |

**④上肢・手指Br.stage**　判定〔　〕

| 上肢 | Stage〔　〕　　手指 Stage〔　〕 |
|---|---|

**⑤筋緊張** modified Ashworth scale

※下腿近位と足底の把持
※股関節は完全他動可動域

| Grade | Stage〔　〕 |
|---|---|

| | 姿勢増加なし | 軽度の緊張増加 | 明らかな左右差があるも緊張のみ測定する | 可動不可能 |
|---|---|---|---|---|
| 防緊張増加なし | 緊張なし | 引っかかりと消失 明らかな引っかかり 1/2以下の抵抗感 | はっきりとした抵抗 全可動域の継続性 全可動域運動困難 難部が屈まった緊張 | 可動・不可能 |
| | □ 0 | □ 1 □ 1+ | □ 2 □ 3 | □ 4 |

**3)足クローヌス**　※反屈曲誘発

□無　□有

**⑥表在感覚**　※左右両測比　□測定不可　□大腿〔　〕%　下腿〔　〕%　足指〔　〕%（NRS）

**⑦下肢深部感覚**　□測定不可　□障害なし　□障害あり

---

### ⑧ABMS

| | 禁止 | 全介助/不能 | 部分介助 | 監視 | 修正自立 | 完全自立 |
|---|---|---|---|---|---|---|
| 寝返り | □1 | □2 | □3 | □4 | □5 | □6 |
| 起き上がり | □1 | □2 | □3 | □4 | □5 | □6 |
| 座位保持 | □1 | □2 | □3 | □4 | □5 | □6 |
| 立ち上がり | □1 | □2 | □3 | □4 | □5 | □6 |
| 立位保持 | □1 | □2 | □3 | □4 | □5 | □6 |
| 合計 | | | /30点 | | | |

**⑨座位**

バランス
□測定不可　□困難　□上肢を床に触れて戻れる　□後方を振り向く（鼻と後頭結節を結ぶ線が90°を越える）を越える
□足元から10cm前方の床に触れて戻れる　□麻痺側足関節の10cm前方の床に触れて戻れる
※姿勢は維持なし，測定不可　両足底が変に接地した状態とする。非麻痺側上肢の運筋支持なしにしていること。

骨盤挙上保持
麻痺側　□測定不可　□測定不可　□困難　□3秒未満　□3秒以上
非麻痺側　□測定不可　□測定不可　□困難　□3秒未満　□3秒以上
※両足底を床面に完全接地させた端座位とする（代償動作を防ぐため）。主運動終了と判定し上肢時時間を測定する。

**⑩立位**

静的立位の保持
□測定不可　□困難　□軽移　□平行棒（小）　□杖　□支持物無
※ 支持点での静的立位を最長保持時間を測定し3秒を越えたらその点から始められるスクテップまでの立位能力を評価する。

麻痺側下肢支持
※麻痺側で保持の支持具・具再現を提示する。

| | 不可 | 測定可 | | 前 |
|---|---|---|---|---|
| 平行棒 | □不可 | □揃え | □前 | 秒・20秒以上 |
| 四点杖（大） | □不可 | □揃え | □前 | |
| 四点杖（小） | □不可 | □揃え | □前 | |
| T杖 | □不可 | □揃え | □前 | 秒・20秒以上 |
| 杖なし | □不可 | □揃え | □前 | |

※非麻痺側の運運直を最長保持時麻痺側下肢で保持し及び支持物なしでは座らない，トイレ，か座立ステップで測定する。

片脚立位
麻痺側　□測定不可　□　□可　□接触　□監視
非麻痺側　□挙上の不可能　□　□可　麻痺側　非麻痺側

**⑪歩行**

能力　□不能　□1字引き　□介助　□監視
歩行補助具　□無　□オルトップ　□P-AFO（　）　□四点杖（小）　□四点杖（大）　□歩行器　□平行棒　□他
装具　□無　□ロスト　□P-AFO（　）　□SLB　□LLB　□他

最大歩行テスト　□測定不可　□可　1回目　5m〔　〕秒　歩数〔　〕　（1/10ま記載）
2回目　5m〔　〕秒　歩数〔　〕　（1/10ま記載）

**⑫TUG（最大努力）**
麻痺側中心〔　　〕秒（自立 45m以上）
非麻痺側中心〔　　〕秒（自立）

**⑬BI**

| | | | | | |
|---|---|---|---|---|---|
| 食事 | □0 | □5（部分介助） | □10（自立） | | |
| 移乗 | □0 | □5（移乗介助） | □10（軽介助） | □15（自立） | |
| 整容 | □0 | □5（自立） | | | |
| トイレ動作 | □0 | □5（部分介助） | □10（自立） | | |
| 入浴 | □0 | □5（自立 シャワー・洗体・出入） | □10（自立 45m以上） | | |
| 移動 | □0 | □5（車椅子） | □10（軽介助） | □15（自立） | |
| 階段 | □0 | □5（部分介助） | □10（自立） | | |
| 更衣 | □0 | □5（部分介助・半分程介助） | □10（自立） | | |
| 排便管理 | □0 | □5（部分介助） | □10（自立 浣腸・座薬も可） | | |
| 排尿管理 | □0 | □5（部分介助） | □10（自立 尿器も可） | | |
| 合計 | | | /100点 | | |

# 脳卒中　表❸　脳卒中理学療法評価票

## 慈恵医大通　脳卒中理学療法評価票　― 退院評価 ―

□ 退院　□ 転院

| 評価機関 | 本院 | 葛飾 | 第三 | 柏 | 評価日 | 平成　　年　　月　　日 | 担当 [　　] | 他部門の介入（ なし・OT・ST ） |
|---|---|---|---|---|---|---|---|---|

### 基本情報　ID [　　　]　氏名 [　　　]

### 理学療法評価

**① 意識**
- 開眼（E）　4 自発的　3 呼びかけ　2 痛み　1 不可
- 言語（V）　5 見当識良好　4 会話成立見当識混乱　3 発語有会話不可　2 意味無発声　1 発語無
- 運動（M）　6 従命　5 痛み反応有　4 指の痛みで四肢反応　3 失語　2 痛みで伸展　1 無

**② 随伴症候**　□ 無　□ 半側空間無視　□ 認知症　□ 失行　□ 失語　□ 押す人　□ 失認

**③ 12段階片麻痺**

| テスト No. | 実施・テスト内容（注意点） | 判定基準 |  |  |
|---|---|---|---|---|
| 1 | 連合反応（股内転の筋収縮の有無） | 筋収縮の有無 | □ 不可 | □ 十分 |
| 2 | 随意収縮（股内転の筋収縮の有無） | 筋収縮の有無 | □ 不可 | □ 十分 |
| 3 (膝) | 伸筋共同（腰90°屈曲位から自動伸展） | 膝伸展≧20° | □ 不可 | □ 十分 |
| 4 (膝) | 屈筋共同（股伸展位から自動屈曲） | 股屈曲≧30° | □ 不可 | □ 十分 |
| 5 (膝) | SLR（腰≧20°屈曲≧0°） | 股屈曲（股90°－90°） | □ 不可 | □ 十分 |
| 6 (膝) | 膝屈曲（股90°－90°） | 膝屈曲≧100° | □ 不可 | □ 十分 |
| 7 (膝) | 足背屈（足≧5°背屈） | 足背屈≧5° | □ 不可 | □ 十分 |
| 3-4 不動・不十分 | 膝伸展位股外転（股伸展位≦20°） | 股外転≧20° | □ 不可 | □ 十分 |
| 8 (膝) | 膝伸展位足背屈（股90°－90°）膝伸展位保持 | 足背屈≧5° | □ 不可 | □ 十分 |
| 9 (膝) | 膝伸展位足背屈（股0°－90°）膝伸展位≦20° | 足背屈≧5° | □ 不可 | □ 十分 |
| 5-6-7 不動・不十分 | 股内旋（股90°－90°） 以内） | 股内旋≧20° | □ 不可 | □ 十分 |
| 10 (膝) | 足背屈伴う膝屈曲（股屈曲≧45°） | 膝屈曲≧45° | □ 不可 | □ 十分 |
| 8-9-10 不動・不十分 | 股外転伴う股外旋（股伸展位≦20°） | 股外転≧20° | □ 不可 | □ 十分 |
| 11 (膝) | 股内旋（股内旋≧20°）10回反復・非麻痺側比 | 非麻痺側比・非麻痺側比 | □ 不可 | □ 十分 |
| 12 | 足背屈背屈≧20°10回反復・非麻痺側比 | 非麻痺側比 | □ 不可 | □ 十分 |

グレード判定　Grade

**④ 上肢・手指 Br.stage**

| | 上肢 | Stage | 手指 | Stage | 下肢 | Stage |
|---|---|---|---|---|---|---|

**⑤ 筋緊張**
※ 姿勢・肢位など
- modified Ashworth scale
  筋緊張増加なし

| 判定 | 筋緊張増加なし | 軽度の筋緊張 | 明らかな筋緊張 明らかなひっかかり | はっきりした筋緊張 全可動域を通して抵抗 | かなりの増加 全可動域運動困難 患部が屈曲った伸展 | 可動不可能 | |
| | 痛覚なし | ひっかかりと消失 | 1/2 以下の抵抗感 | 最終域で抵抗感 | 可動域不可能 | | |
| | □ 0 | □ 1 | □ 1+ | □ 2 | □ 3 | □ 4 | |

**3）足クローヌス**　□ 無　□ 有

**⑥ 表在感覚**　※非麻痺側比　□ 測定不可　大腿 [　]%　下腿 [　]%　足底 [　]% (NRS)

**⑦ 下肢深部感覚**　□ 測定不可　□ 障害なし　□ 障害あり

---

**⑧ ABMS**

| | 禁止 | 全介助・不能 | 部分介助 | 監視 | 修正自立 | 完全自立 |
|---|---|---|---|---|---|---|
| 寝返り | □ 1 | □ 2 | □ 3 | □ 4 | □ 5 | □ 6 |
| 起き上がり | □ 1 | □ 2 | □ 3 | □ 4 | □ 5 | □ 6 |
| 座位保持 | □ 1 | □ 2 | □ 3 | □ 4 | □ 5 | □ 6 |
| 立ち上がり | □ 1 | □ 2 | □ 3 | □ 4 | □ 5 | □ 6 |
| 立位保持 | □ 1 | □ 2 | □ 3 | □ 4 | □ 5 | □ 6 |
| 合計 | | /30点 | | | | |

**⑨ 座位**

バランス
- □ 測定不可　□ 困難　□ 上肢支持物なく座る　□ 後方を囲い向く（鼻尖と後頭部結節を結ぶ線が90°を越える）
- □ 足尖から10cm前方の床に触れて戻れる　□ 麻痺側足部の10cm側方の床に触れないことができる

骨盤挙上保持
※Flex使用中の膝関節角度を認める。
- ※ 麻痺側ヒラ関節の運動　□ 測定不可　　麻痺側は測定不可なし 測定不可 □困難　3秒未満　3秒以上
- □ 非麻痺側
- ※ 非荷足底に接地せず健側位を可とし、代償動作が生じたら中止とし、全身経動作が変化しない時間を判定する。

**⑩ 立位**

特的な立位保持
- □ 測定不可　□ 困難　□ 平行棒　□ 四点杖（大）　□ 四点杖（小）　□ T状　□ 支持物無
- ※ その時点で30秒以上保持できる最大股・最大四点杖の種類（支持基底面を超えることなく確認し離し、足を超えたら可かなでステップできたら前とし判定する）

| 麻痺側下肢支持 | □ 測定不可　□ 挙上のみ可能 | □ 接触　□ 前 | 不可 | 前 | 秒・20秒以上 |
|---|---|---|---|---|---|
| 片脚立位 | □ 測定不可　□ 挙上のみ可能 | 麻痺側 □ 監視 | 非麻痺側 | 院内自立 | 秒・20秒以上 |

**⑪ 歩行**

| 能力 | □ 不能　□ 介助　□ 監視　□ PT室自立　□ 院内自立 |
| 歩行補助具 | □ 無　□ T字杖　□ ロフスト　□ 四点杖（小）　□ 四点杖（大）　□ 歩行器　□ 平行棒 □ 他 |
| 装具 | □ 無　□ オルトップ　□ P-AFO（継手・無）　□ SLB　□ LLB　□ 他 |
| 最大歩行テスト | □ 測定不可　1回目 5m [　　] 秒　歩数 [　　] □ 他 [　　記載] |
| | 2回目 5m [　　] 秒　歩数 [　　] |

**⑫ TUG（最大努力）**　□ 測定不可　麻痺側中心 [　　] 秒 (1/10まで記載)　非麻痺側中心 [　　] 秒 (1/10まで記載)

**⑬ BI**

| | | 麻痺側中心 | 非麻痺側中心 |
|---|---|---|---|
| 食事 | □ 0　□ 5（部分介助） | □ 10（自立） | |
| 移乗 | □ 0　□ 5（部分介助） | □ 10（軽介助） | □ 15（自立） |
| 整容 | □ 0　□ 5（自立） | | |
| トイレ動作 | □ 0　□ 5（部分介助） | □ 10（自立） | |
| 入浴 | □ 0　□ 5（自立・シャワー洗体・出入り） | | |
| 移動 | □ 0　□ 5（車椅子） | □ 10（軽介助） | □ 15（自立 45m以上） |
| 階段 | □ 0　□ 5（部分介助） | □ 10（自立） | |
| 更衣 | □ 0　□ 5（部分介助・半分程度） | □ 10（自立） | |
| 排便管理 | □ 0　□ 5（部分介助） | □ 10（自立 浣腸・座薬も可） | |
| 排尿管理 | □ 0　□ 5（部分介助） | □ 10（自立 尿器も可） | |
| 合計 | /100点 | | |

2. 人工股関節全置換術（THA）　143

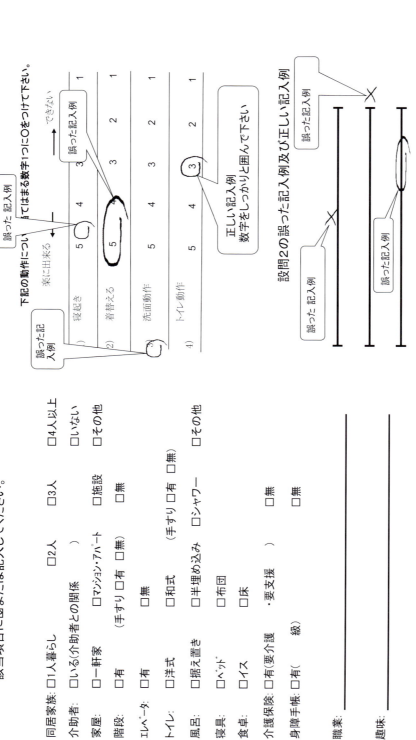

表❹ THA問診票

## 2 人工股関節全置換術（THA） 表❺ THA評価票（術前）-1

**1. 以下の項目は、あなたの身体の状態や痛み、生活状況についておたずねするものです。**

下記の動作について当てはまる数字に〇をつけてください。

楽に出来る ←→ できない／していない

| | | | | | |
|---|---|---|---|---|---|
| 1) 寝返る | 5 | 4 | 3 | 2 | 1 |
| 2) 起き上がる | 5 | 4 | 3 | 2 | 1 |
| 3) トイレ動作 | 5 | 4 | 3 | 2 | 1 |
| 4) 椅子に座った状態での作業 | 5 | 4 | 3 | 2 | 1 |
| 5) 立位での仕事または家事 | 5 | 4 | 3 | 2 | 1 |
| 6) 階段を昇る | 5 | 4 | 3 | 2 | 1 |
| 7) 階段を降りる | 5 | 4 | 3 | 2 | 1 |
| 8) 靴下をはく | 5 | 4 | 3 | 2 | 1 |
| 9) 足の爪を切る | 5 | 4 | 3 | 2 | 1 |
| 10) 荷物を持つ（買い物を含む） | 5 | 4 | 3 | 2 | 1 |
| 11) 歩行 | 5 | 4 | 3 | 2 | 1 |
| 12) 浴槽の出入り | 5 | 4 | 3 | 2 | 1 |
| 13) 床に座る | 5 | 4 | 3 | 2 | 1 |
| 14) 床の物を拾う | 5 | 4 | 3 | 2 | 1 |
| 15) 車の乗り降り | 5 | 4 | 3 | 2 | 1 |
| 16) 転ばずに生活する | 5 | 4 | 3 | 2 | 1 |
| 17) 脱臼に注意する | 5 | 4 | 3 | 2 | 1 |

現在の痛みについて当てはまる数字に〇をつけてください。

痛くない ←→ 激しく痛む

| | | | | | |
|---|---|---|---|---|---|
| 18) 安静にしている時 | 5 | 4 | 3 | 2 | 1 |
| 19) 寝起きする時 | 5 | 4 | 3 | 2 | 1 |
| 20) 立ち上がる時 | 5 | 4 | 3 | 2 | 1 |
| 21) 歩く時 | 5 | 4 | 3 | 2 | 1 |
| 22) 階段を昇り降りする時 | 5 | 4 | 3 | 2 | 1 |
| 23) 椅子に座った状態での作業 | 5 | 4 | 3 | 2 | 1 |
| 24) 立位で仕事・家事をする時 | 5 | 4 | 3 | 2 | 1 |
| 25) 股関節以外の部位 | 5 | 4 | 3 | 2 | 1 |

日付（　　　年　　月　　日）
（術前・退院時・術後　　　ヶ月）

下記の満足度について当てはまる数字に〇をつけてください。

満足 ←→ 不満足

| | | | | | |
|---|---|---|---|---|---|
| 26) 股関節の状態 | 5 | 4 | 3 | 2 | 1 |
| 27) 趣味活動 | 5 | 4 | 3 | 2 | 1 |
| 28) 外出 | 5 | 4 | 3 | 2 | 1 |
| 29) 歩き姿 | 5 | 4 | 3 | 2 | 1 |
| 30) 睡眠 | 5 | 4 | 3 | 2 | 1 |
| 31) 股関節以外の身体の状態 | 5 | 4 | 3 | 2 | 1 |
| 32) 身体以外の生活の状態（家族・対人関係、経済状況など） | 5 | 4 | 3 | 2 | 1 |

下記の質問に答えてください。

33) 足の長さに差を感じる　　いいえ　／　はい　（右／左　が　　　cm長い）

**2. 以下に線があります。それぞれの質問に対し、このあたりだと感じる線の上に×しるしを付けてください。**

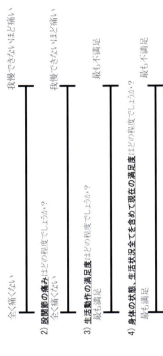

1) 椅子に座ってあぐらをかくように股関節を開きながら靴下を履く場合の股関節の痛みはどの程度でしょうか？
　全く痛くない ――――――― 我慢できないほど痛い

2) 股関節の痛みはどの程度でしょうか？
　全く痛くない ――――――― 我慢できないほど痛い

3) 生活動作の満足度はどの程度でしょうか？
　最も満足 ――――――― 最も不満足

4) 身体の状態、生活状況を含めて現在の満足度はどの程度でしょうか？
　最も満足 ――――――― 最も不満足

## 2 人工股関節全置換術（THA）　表❺　THA 評価票（術前）-2

### 医学情報

ID：
氏名：
（男・女　　歳）
生年月日：T・S　　年　　月　　日生

①診断名：□股OA　□急速破壊型股OA　□RA　□他
　　　　　□大腿骨頭壊死　原因：□アルコール　□ステロイド　□骨折　□その他（　）

*原因はカルテを参照してください
　例）・アルコール…アルコール依存症　など
　　　・ステロイド…SLE, 多発性筋炎, 皮膚筋炎など
　　　・骨折…大腿骨頸部骨折, 外傷など
　　　・その他…腎障害など

②罹患側：□右　□左　□両側
③術側：□右　□左
④術歴：□初回　□再置換
⑤既往症：□先股脱　□白蓋形成不全　□他（　）
⑥コミュニケーション：□問題なし　□あり

### 問診

①体格　身長　　cm　体重　　kg
②肢長　大腿長（大転子-外側上顆）　右　　cm　左　　cm
　　　　上肢長（肩峰-橈骨茎状突起）

③歩行　（3～6）該当する箇所に☑
　□屋外歩行自立（電車等の交通機関利用可）
　□屋外歩行自立（近所なら可）
　□屋内活動自立（段差・階段含）、屋外は付き添い必要
　□屋内活動自立（平地のみ）
　□屋内活動でも介助が必要
　□歩行不能

④疼痛　右・左
　□痛みなし
　□動作開始時・長距離歩行後の痛み
　□歩行時痛あり　短時間(30分)で消退
　□歩行時痛あり　長時間(2～3時間)で消退
　□自発痛（時々）
　□自発痛（継続）

⑤疼痛部位
　□なし
　□股関節
　□膝関節
　□その他
　備考（　）

脊椎
　□右　□左
　□右　/　□左
　□右　/　□左

⑥ADL

| |  |  |
|---|---|---|
| 腰かけ椅座位動作 | □容易 | □困難 |
| 30分立ち仕事 | □容易 | □困難 |
| 床の立ち座り | □容易 | □困難 |
| 階段昇降 | □容易 | □困難 |
| 車・バス乗車 | □容易 | □困難 |

注）
「していません」
「できません」　→不可
「大変です」　→困難

【特記事項】

---

### ①ROM　*同側のASISが動いたら、そこを最終域とする

| 股 | 右 | 左 |
|---|---|---|
| 屈曲 | ° | ° |
| 外旋 | ° | ° |
| 内旋 | ° | ° |
| 外転 | ° | ° |
| 内転 | ° | ° |

*外旋・内旋は股屈曲90°に満たない場合、最大屈曲とする

| | 右 | 左 |
|---|---|---|
| | □10°以上 | □10°以上 |
| | □0～10° | □0～10° |
| | □0°以下 | □0°以下 |

| | | 右 | 左 |
|---|---|---|---|
| 股伸展 | 制限 | □なし □あり | □なし □あり |
| 膝伸展 | 制限 | □なし □あり | □なし □あり |
| 膝屈曲 | 制限 | □なし □あり | □なし □あり |
| 足背屈 | 制限 | □なし □あり | □なし □あり |

### ②踵引き寄せ距離

右　□可能　□不可　　cm
左　□可能　□不可　　cm

*最小単位 0.5cm
*以下の場合は計測不可
　・膝屈曲角10°以上あるいは腹臥位困難な場合は測定不要
　・他動運動による測定
　・ASISは下端に注意

### ③股筋力

| | | 右 | 左 |
|---|---|---|---|
| 背臥位 | 外転 | N ⅰ)　ⅱ) | N ⅰ)　ⅱ) |
| 腹臥位 | 内転 | N ⅰ)　ⅱ) | N ⅰ)　ⅱ) |
| | | □可能　□不可 | |
| | 外転 | N ⅰ)　ⅱ) | N ⅰ)　ⅱ) |
| | 内転 | N ⅰ)　ⅱ) | N ⅰ)　ⅱ) |

「内転」の筋力評価は、時間に余裕があればお願いします

*股伸展位での測定は股伸展制限-10°以上あるいは腹臥位困難な場合は測定不要
*ASISは下端に注意
*該当は股関節中間位、つま先はベッドから出し、外旋しないようにする

### ④靴下着脱・端座位開排法の可否

*記載
　○ 可能
　△ 手もたれあり
　× 困難

右　□端座位開排法　□端座位内旋法　□立位　□その他
左　□端座位開排法　□端座位内旋法　□立位

*普段 行っている靴下着脱方法（手術予定側）*該当する箇所に☑

### ⑤術側小趾の爪切り方法

*実際の小趾を切るかは確認、上図の靴下着脱能力の括弧に示し返し確認する

術側：□右　□左　□可　方法（　）、背もたれ・有・無

### ⑥片脚立位

右　□なし　□OT　□D·T　□困難
左　□なし　□OT　□D·T　□困難

*可能であれば、1)または2)、独歩可能であれば、2)は評価不要

### ⑦歩行能力

1)独歩
5m歩行　:ⅰ)　右　　秒　□OT　□D　□D·T　□外転　*最大努力
　　　　　ⅱ)　　　秒　□OT　□D　□D·T　□外転

2)補助歩行
右　□杖　□ロフスト　□他（　）
左　□杖　□ロフスト　□他（　）
□シルバーカー　□車いす　□他（　）

5m歩行　:ⅰ)　右　　秒　□OT　□D　□D·T　□外転
　　　　　ⅱ)　　　秒　□OT　□D　□D·T　□外転

跛行　右　□なし　□OT　□D　□D·T　□外転
　　　左　□なし　□OT　□D　□D·T　□外転

j)介助
k)ソックスエイド
□その他

146　第2章　疾患別評価集

# 2 人工股関節全置換術（THA）　表❻　THA評価票（靴下）

ID：

氏名：

## I. 端座位開排法での靴下着脱動作達成日評価

※入院中、術側の靴下着脱動作が**端座位開排法**で○または△となった時点で記載してください。

評価日：＿＿＿＿年＿＿＿月＿＿＿日

### ①端座位開排法での靴下着脱

右　左

＊記載
○：可能
△：背もたれあり
×：困難

### ②ROM　＊同側のASISが動いたら、そこを最終域とする

股　屈曲
右 ＿＿＿° 左 ＿＿＿°

外旋
右 ＿＿＿° 左 ＿＿＿°

＊外旋は股屈曲90°に満たない場合、最大屈曲位とする

外転
右 ＿＿＿° 左 ＿＿＿°

| | 右 | 左 |
|---|---|---|
| 膝屈曲 制限 | □なし □あり | □なし □あり |
| 足背屈 制限 | □なし □あり | □なし □あり |

### ③踵引き寄せ距離

ASIS

＿＿＿cm

内外果中央

＊最小単位 0.5cm
＊他動運動による測定
＊ASISは下端とする

＊以下の場合は計測不可
・膝屈曲拘縮 10°以上
・膝屈曲 130°以下
・股屈曲拘縮 10°以上

# 2 人工股関節全置換術（THA）　表❼　評価票（退院）

ID：　　　　　　氏名：

## 医学情報

**①診断名：** □股OA　□急速破壊型股OA　□RA　□他（　　　　）
□大腿骨頭壊死　原因：□アルコール　□ステロイド　□骨折　□その他（　　　）

> ＊原因はカルテを参照し記入してください
> 術前に記入あれば引用してください
> 例：・アルコール・ステロイド性壊死など
> ・ステロイド・SLE、多発性骨折、皮膚筋炎など
> ・骨折・大腿骨頸部骨折、外傷など

**②手術日：**　　　　年　　　月　　　日
**③術後開始日：**　　　　年　　　月　　　日
**④後療法：**　　　日；起立・歩行（TWB）　□他（　　　　）
プロトコール（本院のみ記載）　□2W　□3W　□4W　週　　　　PWB
**⑤術式：**□初回　□再置換　□カップのみ　□ステムのみ
□カップ・ステム両方
**⑥進入方法：**□後方進入　□前方進入
**⑦転帰：**　　　年　　　月　　　日　□退院　□転院
**⑧リハに影響した因子：**□あり　□なし（評価・指導のみ）
**⑨外来follow：**□あり　□なし（評価・指導のみ）
**⑩靴下着脱法内旋法の許可　認知機能問題なしの場合、入院中の担当PTが外旋法指導の許可を確認**
**条件：開排法困難　認知機能問題なし（主治医からの情報）**
　　□許可　□禁止（備考：　　　　　　）

## 問診

**①歩行**
□屋外歩行自立（電車等の交通機関利用可）　（①〜④　該当する箇所に☑）
□屋外歩行自立（近所なら可）
□屋内活動自立（段差・階段含）　屋外は付き添い必要
□屋内活動自立（平地のみ）
□屋内活動で介助が必要
□歩行不能

**②疼痛**
□痛みなし
□動作開始時・長距離歩行後の痛み
□歩行時痛あり　短時間（30分）で消退
□自発痛（時々）　長時間（2〜3時間）で消退
□自発痛（継続）

**③疼痛部位**
□なし　□脊椎　右／左
□股関節　右／左
□膝関節　右／左
□その他　右／左
備考（　　　　）

**④ADL**
| | | |
|---|---|---|
| 腰かけ（座位動作） | □容易 | □困難 |
| 30分立ち仕事 | □容易 | □困難 |
| 床の立ち座り | □容易 | □困難 |
| 階段昇降 | □容易 | □困難 |
| 車・バス乗車 | □容易 | □困難 |

> 注：
> 「していません」→□不可
> 「できません」→
> 「大変です」→□困難

**【特記事項】**

---

## ①ROM

＊同側のASISが動いたら、そこを最終域とする

| 股 | | 右 | 左 | |
|---|---|---|---|---|
| 屈曲 | | ° | ° | |
| 外旋 | | ° | ° | |
| 内旋 | | ° | ° | |
| 内転 | | ° | ° | |

＊外旋・内旋は股屈曲90°に満たない場合、最大屈曲位とする

| 股伸展 | □10°以上　□0〜10°　□10°以上 |
| 膝伸展 制限 | □0°以下　□0°以下　□なし　□あり |
| 膝屈曲 制限 | □なし　□あり |
| 足背屈 制限 | □なし　□あり |

## ②踵引き寄せ距離

右　　　cm
左　　　cm　□可能　□不可
ASIS　　　cm　□可能　□不可
　　　　内外果中央

＊最小単位 0.5cm
＊他動運動による測定
＊ASISは下腿とする

## ③股筋力

| | | 右 | 左 | |
|---|---|---|---|---|
| 背臥位 | 外転 | N（ ）（ ） | N（ ）（ ） | |
| | 内旋 | □可能　□不可 | | |
| 腹臥位 | 外転 右（ ）（ ） | 左（ ）（ ） | | |
| | 内旋（ ）（ ） | | | |

「内旋」の筋力評価は、時間に余裕があればお願いします

＊背臥位は股関節中間位、つま先はベッドから出し、外旋しないように注意
＊腹臥位での測定は股伸展制限−10°以上あるいは腹臥位困難な場合は測定不要

＊記載
○：可能
△：背もたれあり
×：困難

＊該当する番号に☑

## ④靴下着脱の可否

・端座位開排法の可否
・現在、行っている靴下肱の爪切りの可否

**術側（　）右　□可　□不可　□T　□D　□T・D　□困難**

## ⑤術側の靴下着脱法の切り方法

□端座位開排法　□内旋法　□その他（　　）

## ⑥片脚立位

右　□可能　□不可（　）、背もたれ・有・無
左　□可能　□不可　□T　□D　□T・D　□困難

＊患者は姿勢を保つように示指で支持してもよい
検者はASISを必ず触知しながら、2回左右に交互に繰り返し確認する

## ⑦歩行能力

**1）独歩：**
5m歩行：i）　　　秒　　　歩　＊最大努力
ii）　　　秒　　　歩
跛行　右　□なし　□T　□D　□D・T　□外転
左　□なし　□T　□D　□D・T　□外転

**2）補助具歩行：**
右　□杖　□ロフスト　□他（　）
左　□杖　□ロフスト　□他（　）
□シルバーカー　□車いす　□他（　）

5m歩行　右　　　秒　　　歩　□T・D　□評価不要
左　　　秒　　　歩
跛行　右　□なし　□T　□D　□D・T　□外転
左　□なし　□T　□D　□D・T　□外転

> 「6か月の場合、主治医に術後6か月の時期に内旋法指導が可能か確認すること（医学的情報⑧）の欄に記入
> ・股屈曲角度 10°以上
> ・膝屈曲角度130°以上
> ・股屈曲角度 10°以上

> j）介助
> k）ソックスエイド
> その他（　）

**人工股関節全置換術（THA）　表❽　THA評価票　2ヵ月・5ヵ月　その他**

**問診**

ID：
氏名：

**①体格：** 身長 ＿＿＿ cm　体重 ＿＿＿ kg

**②肢長** 大腿長（大転子-外側上顆） 右 ＿＿＿ cm　左 ＿＿＿ cm
上肢長（肩峰-橈骨茎状突起）

（3～6 該当する箇所に☑）

**③歩行**
- □ 屋外歩行自立（電車等の交通機関利用可）
- □ 屋内歩行自立（近所なら可）
- □ 屋内活動自立（段差・階段含）、屋外は付き添い必要
- □ 屋内活動自立（平地のみ）
- □ 屋内活動で介助が必要
- □ 歩行不能

**④疼痛**

右　左
- □　□　痛みなし
- □　□　動作開始時・長距離歩行後の痛み
- □　□　歩行時痛あり・短時間(30分)で消退
- □　□　歩行時痛あり 長時間(2～3時間)で消退
- □　□　自発痛(時々)
- □　□　自発痛(継続)

**⑤疼痛部位**
- □ なし
- □ 股関節　□右 ／ □左
- □ 膝関節　□右 ／ □左
- □ その他　□右 ／ □左
- □ 脊椎

備考（　　　　）

**⑥ADL**
- 腰かけ(着座動作)　□容易　□困難　□不可
- 30分立ち仕事　□容易　□困難　□不可
- 床の立ち座り　□容易　□困難　□不可
- 階段昇降　□容易　□困難　□不可
- 車・バス乗車　□容易　□困難　□不可

注）「していません」→ 不可
　　「できません」→ 不可
　　「大変です」→ 困難

**【特記事項】**

---

**①ROM** ＊同側のASISが動いたら、そこを最終域とする

股　屈曲　右 ＿＿＿　左 ＿＿＿
　　外旋　□10°以上 □0～10° □0°以下
　　内旋
　　内転

膝伸展 制限　□あり □なし
膝屈曲 制限　□あり □なし
足背屈 制限　□あり □なし

＊外旋・内旋は股屈曲90°に達しない場合、最大屈曲とする
＊肢長は股関節中間位、つま先からひねり出し、外旋しないように注意

背臥位　外転　内転
腹臥位　外転　内転

**②踵引き寄せ距離**　右 □可能 □不可　左 □可能 □不可
＊最小単位 0.5cm
＊他動運動による測定
＊ASISは下端とする
＊以下の場合は計測不可
・膝屈曲制限 10°以上
・膝屈曲制限 130°以上
・股屈曲制限 10°以上

**③股筋力**
背臥位　外転 右 N(i) N(ii)　左 N(i) N(ii)
　　　　内転
腹臥位　外転
　　　　内転

「内転」の、筋力の評価は、時間に余裕があればお願いします

**④靴下着脱**
・端座位または背臥位での測定
＊記載 ○可能 △背もたれあり ×困難

**⑤術側の爪の切り方法**
・現在、行っている靴下着脱方法の可否
術側：□右 □左　可 方法（ ）、背もたれ有・無

**⑥片脚立位**　右　左

**⑦歩行能力**
1)独歩：
5m歩行：i) ＿＿＿ 秒
　　　　ii) ＿＿＿ 秒
跛行 右　左

2)補助具歩行：
右 □杖 □ロフスト □他（ ）
左 □杖 □ロフスト □他（ ）
□シルバーカー □車いす □他（ ）
5m歩行 ＿＿＿ 秒
跛行 右　左

介助の場合。
□介助 □ソックスエイド □その他

3. 人工膝関節全置換術（TKA）

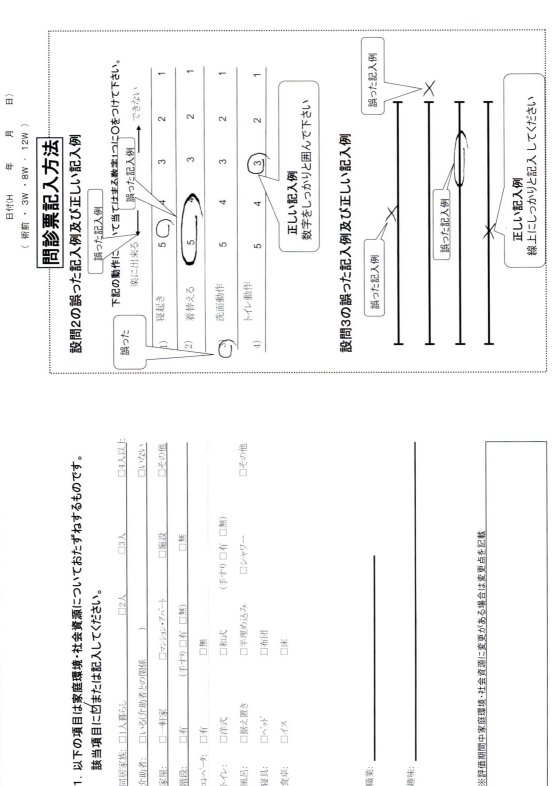

表❾ TKA問診票-1

## 3 人工膝関節全置換術（TKA） 表❾ TKA 問診票-2

**2.** 以下の項目は、あなたの身体の状態や痛み、生活状況についておたずねするものです。思うままに記入してください。

下記の動作について当てはまる数字1つに○をつけてください。

楽に出来る　→　できない・やっていない
　　5　　4　　3　　2　　1

1) 寝起き　　　　　　　　　　5　4　3　2　1
2) 着替える　　　　　　　　　5　4　3　2　1
3) 洗面動作　　　　　　　　　5　4　3　2　1
4) トイレ動作　　　　　　　　5　4　3　2　1
5) 座り仕事または家事　　　　5　4　3　2　1
6) 立ち仕事または家事　　　　5　4　3　2　1
7) 階段を昇る　　　　　　　　5　4　3　2　1
8) 階段を降りる　　　　　　　5　4　3　2　1
9) 靴下をはく　　　　　　　　5　4　3　2　1
10) 足の爪を切る　　　　　　　5　4　3　2　1
11) 荷物を持つ（買い物を含む）5　4　3　2　1
12) 歩く　　　　　　　　　　　5　4　3　2　1
13) お風呂に入る　　　　　　　5　4　3　2　1
14) 床の物を拾う　　　　　　　5　4　3　2　1
15) 転ばずに生活する　　　　　5　4　3　2　1
16) 歩き以外の移動動作（自転車・車・バス・電車など）5　4　3　2　1

現在の痛みについて当てはまる数字1つに○をつけてください。

痛くない　→　激しく痛む
　　5　　4　　3　　2　　1

17) 安静にしている時　　　　　5　4　3　2　1
18) 寝起きする時　　　　　　　5　4　3　2　1
19) 立ち上がる時　　　　　　　5　4　3　2　1
20) 歩く時　　　　　　　　　　5　4　3　2　1
21) 階段を昇り降りする時　　　5　4　3　2　1
22) 座り仕事または家事をする時　5　4　3　2　1
23) 立ち仕事または家事をする時　5　4　3　2　1
24) 手術側の膝以外の部位　　　5　4　3　2　1

下記の満足度について当てはまる数字1つに○をつけてください。

満足　→　不満足
　　5　　4　　3　　2　　1

25) 膝の状態　　　　　　　　　5　4　3　2　1
26) 趣味活動　　　　　　　　　5　4　3　2　1
27) 外出　　　　　　　　　　　5　4　3　2　1
28) 歩き姿　　　　　　　　　　5　4　3　2　1
29) 睡眠　　　　　　　　　　　5　4　3　2　1
30) 膝以外の身体の状態　　　　5　4　3　2　1
31) 身体以外の生活の状態（家族・対人関係、経済状況など）5　4　3　2　1

**3.** 以下に線があります。それぞれの質問に対し、線上でのこのあたりだと感じる位置に直接×しるしを付けてください。

下の線は、生活動作にどの程度満足しているかをたずねるものです。左端が最も満足、右端が最も不満足だとすると、あなたの生活動作の満足度はどの程度でしょうか？

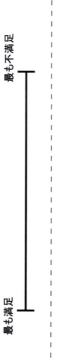

最も満足　　　　　最も不満足

下の線は、膝の痛みの程度をたずねるものです。左端が全く痛くない、右端が我慢出来ない程痛いとすると、あなたの膝の痛みはどの程度でしょうか？

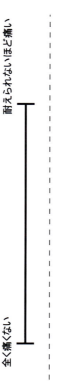

全く痛くない　　　耐えられないほど痛い

下の線は、身体の状態、生活状況で全てを含めて現在の満足度をたずねるものです。左端が最も満足、右端が最も不満足とすると、あなたの現在の満足度はどの程度でしょうか？

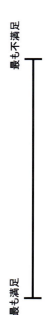

最も満足　　　　　最も不満足

## ③ 人工膝関節全置換術（TKA）　表⑩　四病院共通 TKA 機能評価票（術前）

ID：  
氏名：　　　　　　　　男・女　　生年月日（H　　年　　月　　日）  
評価日（H　　年　　月　　日）　(T・S)　　　　歳

### I. メンタリティー（検者主観で判断）

1. コミュニケーション　□十分　□十分　□不十分　□不十分
2. 理解　　　　　　　　□十分　□十分　□不十分　□不十分

### II. 医学情報

1. 診断名　□膝OA・□RA・□その他（　　）
2. 術側　□右　・□左　□両側　　□初回　・□再置換
3. 対側　□正常　・□OA(RAによる変形含む)　□TKA・□その他（　　）
4. 体格：　身長　　　cm　体重　　　kg

### III. 問診

**1. JOAスコア**

|  | 右 | 左 |  | 右 | 左 |
|---|---|---|---|---|---|
| 屈曲直角可動域 正座可能な可動域 | 35 | 35 | 昇降自由・疼痛なし | 25 | 25 |
| 横座、胡座可能な可動域 | 30 | 30 | 昇降自由・疼痛あり | 20 | 20 |
| 110° 以上屈曲可能 | 25 | 25 | 手すり使用・疼痛なし | 15 | 15 |
| ・高度屈曲 75° 〃 | 20 | 20 | 手すり使用・疼痛あり | 10 | 10 |
| 角度若しくは拘縮屈び 35° 〃 | 10 | 10 | 二足一段・疼痛なし | 5 | 5 |
| 35° 未満の屈曲、または強度、高度拘縮 | 0 | 0 | 二足一段・疼痛あり | 0 | 0 |
| 疼痛 1km以上歩行可、通常疼痛ないが、動作時にたまに疼痛あってよい | 30 | 30 | 手すり使用二足一段・疼痛なし | 10 | 10 |
| 1km以上歩行可、疼痛あり | 25 | 25 | 手すり使用二足一段・疼痛あり | 5 | 5 |
| 500m以上、1km未満の歩行可 | 20 | 20 | できない | 0 | 0 |
| 100m以上、500m未満の歩行可 | 15 | 15 | 水腫・腫脹なし | 10 | 10 |
| 歩行能 室内歩行、または100m未満の歩行可、疼痛あり | 10 | 10 | 時に挙上必要 | 5 | 5 |
| 歩行不能 | 5 | 5 | 頻回に挙上必要 | 0 | 0 |
| 起立不能 | 0 | 0 | 総計 | | |

**2. 疼痛部位**　□なし　□脊柱

| |  |
|---|---|
| 股関節 | □右 / □左 |
| 膝関節 | □右 / □左 |
| 足関節 | □右 / □左 |
| その他 | □右 / □左 |

◆特記事項

◆評価者情報  
測定者：（　　）  
所属機関：□本院・□第二・□第三・□他

---

### IV. PT評価

**1. ROM**  
右　屈曲　　　° / 伸展　　　°　左　屈曲　　　° / 伸展　　　°  
■ 5° 単位で測定

**2. 肢長**  
下腿長　右　　　cm　左　　　cm　■ 5mm単位で測定

**3. Ext Lag**  
右　□なし　□あり　　　°　左　□なし　□あり　　　°  
■ 5° 単位で測定

**4. 筋力（HHD）**  
膝伸展　1回目　右　　　N / 左　　　N  
膝伸展　2回目　右　　　N / 左　　　N  
膝屈曲　1回目　右　　　N / 左　　　N  
膝屈曲　2回目　右　　　N / 左　　　N  
□端坐位膝屈曲60°（専用台を両側使用）  
□手は大転子後方、検者は大腿を固定  
□センサー下端部を内外果中央に当てる  
□頭側激入力、5秒間測定

**5. 移動**  
右　□杖なし　□杖　□4点杖　□松葉杖　□右 □左  
左　□杖なし　□杖　□4点杖　□松葉杖　□右 □左  
□シルバーカー・pick up walker　□歩行器  
□歩行不可（介助歩行・平行棒内歩行含む）  
監視内において監視以外の介助が必要でチェック  
最も質の高い移動方法を選ぶ  
監視以外の介助が必要な場合へ  
平行棒や歩行杖は歩行不可でチェック

**6. 5m最大歩行時間**  
1回目　　　秒　右　　　秒　左　　　秒　　　歩  
2回目　　　秒　右　　　秒　左　　　秒　　　歩  
移動の項目でチェックした方法で計測  
□頭指示で"できる限り速く"  
1/10秒単位で記載

**7. 歩容**  
・Duchenne　□右 / □左　□分回し　□右 / □左  
・Thrust　□右 / □左　□骨盤挙上　□右 / □左  
・その他　□右 / □左  
□歩行不可　□跛行なし  
移動の項目でチェックした方法で計測  
監視以外の介助や平行棒内は歩行不可  
監視以外の介助が必要でチェック

**8. TUG**  
右回り　　　秒　□左  
左回り　　　秒  
移動の項目でチェックした方法で計測  
□頭指示で"できる限り速く"  
歩行路は3mで記載±1/10秒単位

**9. Quick Squat**  
1回目　　　回　　　エラー回数　　　回  
2回目　　　回　　　エラー回数　　　回  
□不可  
■ 10秒間で回数/エラーを測定（Pickup、タイマー）  
■ 最大膝伸展から屈曲60°のハーフスクワットをできる限り速く  
■ 代償動作修正困難  
　・指示はハンドに触れるまで早く膝屈伸をタイマー鳴るまで繰り返す  
　エラーは、セラバンドに触れなかった回数

両上肢は腰部  
Pick Up矢印部に白セラバンド

※測定除外例：  
■ 屈曲可動域が60°未満  
■ 疼痛による遂行困難  
■ 代償動作修正困難  
　・着明な健側への骨盤偏位  
　・着明な体幹前傾・後屈、骨盤前方・後方突出  
■ 種々の理由により10秒間の計測が困難

# 3 人工膝関節置換術（TKA）　表⑩　四病院共通 TKA 機能評価票（術後 3 週）

ID：

氏名：　　　　　　　　　　男・女　　生年月日（　　　年　　月　　日）
評価日（H　　　年　　月　　日）　　　　　　　歳

## I. 転帰
- □自宅退院　□転院　□その他　□未定
- 退院日：H　　年　　月　　日
- 外来follow　□あり（　　　回／週）　□なし　□未定

## II. メンタリティー（検者主観で判断）
- 1. コミュニケーション　□十分　□不十分
- 2. 理解　□十分　□不十分

## III. 医学情報
- 1. 手術日　　年　　月　　日
- 2. リハ開始日　　年　　月　　日
- 3. 使用機種　□Mobile型　□その他（　　）
- 4. 術中ROM（右／左）　屈曲　　°／　　°　伸展　　°／　　°
- 5. 術側　□右　・　□左　・　□両側
- 6. 対側　□正常　・　□TKA　・　□OA（RAにより変形含む）

## IV. 問診

### 1. JOAスコア

| | | 右 | 左 |
|---|---|---|---|
| 屈曲角度 | 正座可能な可動域 | 35 | 35 |
| | 横座り・胡座可能な可動域 | 30 | 30 |
| 高度拘縮 | 110°以上屈曲可能 | 25 | 25 |
| | 75° 〃 | 20 | 20 |
| | 35° 〃 | 10 | 10 |
| | 35°未満の屈曲 または主に強直，高度拘縮 | 0 | 0 |
| 疼痛 | 1km以上歩行可，通常疼痛なしてよい | 30 | 30 |
| | 動作時にごくまれに移動あって，疼痛あり | 25 | 25 |
| | 1km以上歩行可，疼痛あり | | |
| | 500m以上，1km未満の歩行可 | 20 | 20 |
| 歩行能 | 100m以上，500m未満の歩行可 | 15 | 15 |
| | 室内歩行，または100m未満の歩行可 | 10 | 10 |
| | 疼痛あり | | |
| | 歩行不能 | 5 | 5 |
| | 起立不能 | 0 | 0 |

（総計：　　）

◆評価者情報
- 測定者：
- 所属機関：□本院　・　□医師　・　□第三　・　□他

### 2. 疼痛部位
□なし　□脊柱

| | 右 | | 左 |
|---|---|---|---|
| 股関節 | □ | ／ | □ |
| 膝関節 | □ | ／ | □ |
| 足関節 | □ | ／ | □ |
| その他 | □ | ／ | □ |

◆特記事項

## V. PT評価

### 1. ROM
右　屈曲　　　　°／　伸展　　　　°　左　屈曲　　　　°／　伸展　　　　°
■5°単位で測定

### 2. 肢長
下肢長　右　　　　cm　左　　　　cm
■5mm単位で測定

### 3. Ext Lag
右　□なし　□あり　　　　左　□なし　□あり
■5°単位で測定

### 4. 筋力（HHD）
- 膝伸展　1回目　右　　　N／左　　　N　□端座位膝屈曲60°（専用台を両側使用）
- 膝伸展　2回目　右　　　N／左　　　N　手は大転子後方，検者は大腿を固定
- 膝屈曲　1回目　右　　　N／左　　　N　センサー下端部を外果中央に当てる
- 膝屈曲　2回目　右　　　N／左　　　N　□頭側端入力，5秒間測定

### 5. 移動
- 右　□杖無し　□T杖　□ロフスト　□2点杖　□4点杖　□松葉杖　□歩行器
- 左　□杖無し　□T杖　□ロフスト　□2点杖　□4点杖　□松葉杖
  - □シルバーカー・pick up walker　　最も質の高い移動方法をチェック
  - □歩行不可（介助歩行・平行棒内歩行含む）　監視以外の介助が必要な場合か
  - 平行棒内歩行は歩行不可にチェック

### 6. 5m最大歩行時間
1回目　　　，　　　秒　□不可　　　　　歩
2回目　　　，　　　秒　　　　　　　　　歩
- □移動の項目でチェックした方法にて計測
- □頭指示は"できる限り速く"
- 1/10秒単位で記載

### 7. 歩容
- ・Duchenne　□右／□左　・分回し　□右／□左
- ・Thrust　□右／□左　・骨盤挙上　□右／□左
- ・その他（　　　　）　　□跛行なし
- □歩行不可
- 監視以外の介助か時々平行棒内を歩行不可

### 8. TUG
右回り　　　　秒　□移動の項目でチェックした方法にて計測
左回り　　　　秒　□頭指示は"できる限り速く"
□不可　　　　　歩行距離は3mに記載±1/10秒単位

### 9. Quick Squat
| | 回数 | エラー回数 |
|---|---|---|
| 1回目 | 回 | 回 |
| 2回目 | 回 | 回 |
| □不可 | | |

- ■10秒間で回数／エラーを測定（Pickup，タイマー）
- ■最大膝伸展から屈曲60°のハーフスクワットをできる限り素早く
- 指示は"ベンチに触れるまで早く膝屈曲をタイマー鳴るまで繰り返す"
- エラーは、ベンチに触れなかった回数

#### ※測定除外例
- ■屈曲可動域が60°未満
- ■疼痛により遂行困難
- ■著明な健側への骨偏位
- 代償的動作修正困難
- ■著明な体幹前傾・後屈，骨盤前方・後方突出
- ■種々の理由により10秒間の計測ができなかった

両上肢は腰節

Pick Up 矢印部に
白セラバンド

# 3. 人工膝関節全置換術（TKA）

## 人工膝関節置換術（TKA）　表⑫　四病院共通 TKA 機能評価票（術後 8・12 週）

ID：

氏名：　　　　　　　　　男・女　　生年月日：　年　月　日　歳

評価日（H　　年　　月　　日）

### I．転帰
- □自宅退院　□転院　□その他　□未定
- 退院日：H　　　年　　　月　　　日
- 外来follow　□あり（　　回/週）　□なし

### II．メンタリティー（検者主観で判断）
1. コミュニケーション　□十分　□不十分
2. 理解　□十分　□不十分

### III．医学情報
1. 手術日　　　年　　月　　日
2. リハ開始日　　　年　　月　　日
3. 使用機種　□Mobile型　□その他（　）
4. 術中ROM（右/左）　屈曲　　°/　　　伸展　　°/
5. 術側　□右・□左・□両側　　□変更あり
6. 対側　□正常・□TKA・□OA（RAによる変形含む）

プロトコール　□予定通り
術後　　　cm　身長　　cm　体重　　kg
　日：起立・歩行（TWB）
9. 手術歴　□初回・□再置換（　　　　）

### IV．問診

1. JOAスコア

| | | 右 | 左 |
|---|---|---|---|
| 強屈 | 正座可能な可動域 | 35 | 35 |
| 直角 | 横臥位・胡座可能な可動域 | 30 | 30 |
| 高度 | 110°以上屈曲可能 | 25 | 25 |
| 度以上 | 75°　〃 | 20 | 20 |
| 拘縮 | 35°　〃 | 10 | 10 |
| 縮び | 35°未満の屈曲，通常疼痛なしが，動作時にごくまれに疼痛あっている | 0 | 0 |
| 疼痛 | 1km以上歩行可，通常疼痛ないが，動作時にごくまれに疼痛あっている | 30 | 30 |
| | 1km以上歩行可，疼痛あり | 25 | 25 |
| | 500m以上，1km未満の歩行可 | 20 | 20 |
| 歩行能 | 100m以上，500m未満の歩行可 | 15 | 15 |
| | 室内歩行，または100m未満の歩行可 | 10 | 10 |
| | 歩行不能 | 5 | 5 |
| | 起立不能 | 0 | 0 |

総計

2. 疼痛部位　□なし　　□脊柱

| | | | | |
|---|---|---|---|---|
| 股関節 | □右 / □左 | □右 / □左 | | |
| 膝関節 | □右 / □左 | □右 / □左 | | |
| 足関節 | □右 / □左 | □右 / □左 | | |
| その他 | □右 / □左 | □右 / □左 | | |

◆特記事項

◆評価者情報
測定者：（　　　　　）
所属機関：□本院・□葛飾・□第三・□柏

### V．PT評価

1. ROM
　右　屈曲　　°/　　伸展　　°/　　左　屈曲　　°/　　伸展　　°
　■5°単位で測定

2. 肢長
　下腿長　右　　cm　左　　cm　　■5mm単位で測定

3. Ext Lag
　右　□なし　□あり　　　°　　左　□なし　□あり　　　°
　■5°単位で測定

4. 筋力（HHD）
　膝伸展　1回目　右　N／左　N
　膝伸展　2回目　右　N／左　N
　膝屈曲　1回目　右　N／左　N
　膝屈曲　2回目　右　N／左　N
　■端坐位膝屈曲60°（専用台は両側使用）
　■手は大転子後方，検者は大腿を固定
　■センサー下腿遠位内外果中央に当てる
　□頭側像入力，5秒間測定

5. 移動
　右　□杖無し　□1杖　□T杖　□4点杖　□松葉杖
　左　□杖無し　□1杖　□T杖　□4点杖　□松葉杖
　□シルバーカー・pick up walker　□歩行器
　□歩行不可（介助歩行・平行棒内歩行含む）
　■PT者内において監視以外の介助がかかって要で平行棒内の介助方法をチェック
　最も質の高い移動方法をチェック
　監視以外の介助が必要な場合や歩行不可はチェック
　平行棒内歩行不可

6. 5m最大歩行時間
　1回目　　　秒　　　歩
　2回目　　　秒　　　歩
　□不可
　■移動の項目でチェックした方法にて計測
　□頭指示は"できる限り速く"
　1/10秒単位で記載

7. 歩容
　・Duchenne　□右／□左　　・分回し　□右／□左
　・Thrust　□右／□左　　・骨盤挙上　□右／□左
　・その他
　□歩行不可
　■移動の項目でチェックした方法にて評価
　監視以外の介助や平行棒内は歩行不可

8. TUG
　右回り　　　秒
　左回り　　　秒
　□不可
　■移動の項目でチェックした方法にて計測
　□頭指示は"できる限り速く"
　■歩行路は3mで記載は1/10秒単位

9. Quick Squat
　1回目　　　回　　エラー回数　　回
　2回目　　　回　　エラー回数　　回
　□不可
　■10秒間で回数／エラーを測定（Pickup，タイマー）
　■最大膝伸展から屈曲60°のハーフスクワットをできる限り素早く
　■指示「エバンドに触れるまで素早く膝屈伸をタイマー鳴るまで繰り返す」
　■エラーは，セラバンドに触れなかった回数

※測定除外例
　■屈曲可動域が60°未満
　■疼痛により遂行困難
　■代償動作修正困難
　　・著明な健側への骨盤偏位
　　・著明な体幹前傾，骨盤前方／後方突出
　■種々の理由により10秒間の計測が困難

10秒間で回数／エラーを測定（Pickup，タイマー）

Pick Up矢印部に白セラハンド

両上肢は腰部

**154　第2章　疾患別評価集**

# 4　大腿骨頸部・転子部骨折　表⑱　大腿骨頸部・転子部骨折　評価票-1

**手術用**

担当PT（　　　　　　）

（該当する箇所に☑）

ID：
氏名：
生年月日：(T・S　　　年　　月　　日生)
（男・女　　　歳）

## I. 医学情報

①診断名：□頸部骨折　□転子部骨折（右・左 ）
②分類：頸部:Garden stage　□転位なし　□転位あり
　　　　転子部:Evans分類　□安定型　□不安定型
③受傷日：　　　年　　月　　日
④手術日：　　　年　　月　　日
④術式：□人工骨頭　□CHS　□γ-nail　□他( )
⑤リハ開始日：　　　年　　月　　日
⑥後療法：□起立・歩行(TWB)　□他( )
⑦合併症：□なし　□骨折( )　□DVT　□他( )
⑧既往症：□なし　□HT　□認知症　□脳卒中　□他( )
　　　　　□心疾患　□呼吸器疾患　□骨関節疾患
⑩転倒既往：□なし　□あり(1年以内)

## II. 受傷機転（問診）

①転倒時間帯　□1~5時　□5~9時　□9~13時　□13~17時
　　　　　　　□17~21時　□21~1時　□不明
②転倒場所　□不明
　＜屋内＞
　□自室　□玄関　□トイレ　□台所　□廊下　□居間　□階段
　□その他(場所： )
　＜屋外＞
　場所：
③転倒動作　□歩行中　□立ち上がり時　□着座時　□靴の着脱時
　□立位時　□振り向いた時　□自転車・バイク走行中
　□その他( )
④転倒方向　□後方　□後側方　□側方　□前側方　□前方　□他[ ]
⑤転倒原因　□よろけた　□力が抜けた　□滑った　□気を失った
　□つまずいた(何に： )　□人にぶつかった
　□物にぶつかった(何に： )　□転落した　□不明

## III. 受傷前能力（問診）

①移動　屋内自立度：□不可　□要介助　□見守り　□自立
　　　　手段：□杖なし　□T杖　□Q杖　□ビックアップ
　　　　　　　□伝い歩き　□W/C　□他[ ]
　　　　屋外自立度：□不可　□要介助　□見守り　□自立
　　　　手段：□杖なし　□T杖　□Q杖　□シルバーカー
　　　　　　　□W/C　□他[ ]

②ADL．Barthel Index：　　　/100

Barthel Index（問診）

| | | | |
|---|---|---|---|
| 食事 | 0 | 5 | 10 |
| 移乗 | 0 | 5 | 10 15 |
| 整容 | 0 | 5 | |
| トイレ動作 | 0 | 5 | 10 |
| 入浴 | 0 | 5 | |
| 移動 | 0 | 5 | 10 15 |
| 階段昇降 | 0 | 5 | 10 |
| 更衣 | 0 | 5 | 10 |
| 排尿自制 | 0 | 5 | 10 |
| 排便自制 | 0 | 5 | 10 |

日常生活自立度（寝たきり度）
J：ADL自立・屋外活動可能
　J1：交通機関利用可
　J2：近隣なら外出可
A：屋内生活自立
　A1：外出は介助
　A2：日中ほぼ寝たきり
B：屋内生活要介助
　B1：W/Cにて食事、排泄はベッド以外
　B2：移乗要介助
C：ベッド上生活
　C1：寝返り可能
　C2：寝返り要介助

日常生活自立度（寝たきり度）：　　　

## IV. 本人・家族希望

## V. 家庭環境

家族：□独居　□夫婦　□他( )　（□日中独居）
介助者：□有　Key Person：
家屋：□一軒家　□マンション・アパート　□施設
階段：□有　□無　（手すり □有 □無）
エレベーター：□有　□無
トイレ：□洋式　□和式　（手すり □有 □無）
寝具：□ベッド　□布団
食卓：□イス　□床
介護保険：□有(要介護　　　・要支援　　　)　□無

# 4 大腿骨頚部・転子部骨折　表⑬　大腿骨頚部・転子部骨折　評価票-2

## VI. 初期評価

年　　　月　　　日

① 場所　□Bed side　□PT室

② 疼痛　□なし　□安静時　□関節運動時(自動・他動)　□荷重時

③ 認知面　見当識(日時)　□不正解　□正解
　　　　　見当識(場所)　□不正解　□正解
　　　　　病識　□なし　□あり
　　　　　歩行意欲　□なし　□あり

④ ABMS

| | 禁止 | 全介助 | 部分介助 | 監視 | 修正自立 | 完全自立 |
|---|---|---|---|---|---|---|
| | 1 | 2 | 3 | 4 | 5 | 6 |
| 寝返り | □ | □ | □ | □ | □ | □ |
| 起き上がり | □ | □ | □ | □ | □ | □ |
| 坐位保持 | □ | □ | □ | □ | □ | □ |
| 起立 | □ | □ | □ | □ | □ | □ |
| 立位保持 | □ | □ | □ | □ | □ | □ |
| 移乗 | □ | □ | □ | □ | □ | □ |
| トイレ動作 | □ | □ | □ | □ | □ | □ |

計____点/30

⑤ ADL

Barthel Index:　____/100

| Barthel Index | | | | |
|---|---|---|---|---|
| 食事 | 0 | 5 | 10 | |
| 移乗 | 0 | 5 | 10 | 15 |
| 整容 | 0 | 5 | | |
| トイレ動作 | 0 | 5 | 10 | |
| 入浴 | 0 | 5 | | |
| 移動 | 0 | 5 | 10 | 15 |
| 階段昇降 | 0 | 5 | 10 | |
| 更衣 | 0 | 5 | 10 | |
| 排尿自制 | 0 | 5 | 10 | |
| 排便自制 | 0 | 5 | 10 | |

⑥ 歩行

| | 未実施 | 全介助 | 要介助 | 監視 | 自立 |
|---|---|---|---|---|---|
| 平行棒 | □ | □ | □ | □ | □ |
| 歩行器 | □ | □ | □ | □ | □ |

⑦ その他・特記事項

156　第 2 章　疾患別評価集

## ④ 大腿骨頚部・転子部骨折　表⓮　術後経過記録　荷重開始後 1 週ごと

※ope予定患者は、ope後に記載する。

| | 開始時　　　　月　　日<br>□ ope後　　□ 保存<br>□ bed side　□ 訓練室 | | 荷重開始時　　　　月　　日<br>（開始時より　　W） | 荷重より1W　　　　月　　日<br>（開始時より　　W） |
|---|---|---|---|---|
| 疼痛 | □ 安静時<br>□ 関節運動時(active)<br>□ 関節運動時(passive) | 疼痛 | □ 安静時<br>□ 関節運動時(active)<br>□ 関節運動時(passive)<br>□ 荷重時 | □ 安静時<br>□ 関節運動時(active)<br>□ 関節運動時(passive)<br>□ 荷重時 |
| ROM | 　　　　　　右　　　左<br>股屈曲　　＿＿°　＿＿°<br>股伸展　　＿＿°　＿＿°<br>その他制限　□膝□足 □膝□足 | ROM | 　　　　　　右　　　左<br>股屈曲　　＿＿°　＿＿°<br>股伸展　　＿＿°　＿＿°<br>その他制限　□膝□足 □膝□足<br>※ 変化があった場合に記載 | 　　　　　　右　　　左<br>股屈曲　　＿＿°　＿＿°<br>股伸展　　＿＿°　＿＿°<br>その他制限　□膝□足 □膝□足<br>※ 変化があった場合に記載 |
| MMT | 　　　　　　右　　　左<br>股屈曲　　＿＿　＿＿<br>膝伸展　　＿＿　＿＿ | MMT | 　　　　　　右　　　左<br>股屈曲　　＿＿　＿＿<br>膝伸展　　＿＿　＿＿ | 　　　　　　右　　　左<br>股屈曲　　＿＿　＿＿<br>膝伸展　　＿＿　＿＿ |
| ABMS<br><br>完全自立…6<br>修正自立…5<br>監視　…4<br>部分介助…3<br>全介助 …2<br>禁止　…1 | 　　　　　1 2 3 4 5 6<br>寝返り　□□□□□□<br>起居動作□□□□□□<br>坐位保持□□□□□□<br>起立　　□□□□□□<br>立位保持□□□□□□<br>合計　　＿＿＿/30<br>移乗　　□□□□□□<br>トイレ動作□□□□□□ | 動作 | 　　　　　1 2 3 4 5 6<br>寝返り　□□□□□□<br>起居動作□□□□□□<br>坐位保持□□□□□□<br>起立　　□□□□□□<br>立位保持□□□□□□<br>合計　　＿＿＿/30<br>移乗　　□□□□□□<br>トイレ動作□□□□□□<br>階段　　□□□□□□ | 　　　　　1 2 3 4 5 6<br>寝返り　□□□□□□<br>起居動作□□□□□□<br>坐位保持□□□□□□<br>起立　　□□□□□□<br>立位保持□□□□□□<br>合計　　＿＿＿/30<br>移乗　　□□□□□□<br>トイレ動作□□□□□□<br>階段　　□□□□□□ |
| ADL（BI） | 食事　　　0　5　10<br>移乗　　　0　5　10　15<br>整容　　　0　5<br>トイレ動作　0　5　10<br>入浴　　　0　5<br>移動　　　0　5　10　15<br>階段昇降　0　5　10<br>更衣　　　0　5　10<br>排尿自制　0　5　10<br>排便自制　0　5　10<br>　　　　＿＿＿/100 | 荷重率 | ＜最大値/体重＞<br>上肢支持あり　＿＿kg/（　kg）<br>上肢支持なし　＿＿kg/（　kg） | ＜最大値/体重＞<br>上肢支持あり　＿＿kg/（　kg）<br>上肢支持なし　＿＿kg/（　kg） |
| SMD 脚長差 | □ 無<br>□ 有(＋・－ ＿＿＿cm) | 歩行 | ＜屋内歩行：補助具と自立度＞<br>　　　未実施 全介助 要介助 監視 自立<br>平行棒　□　□　□　□　□<br>歩行器　□　□　□　□　□<br>T字杖　□　□　□　□　□<br>杖なし　□　□　□　□　□<br><br>＜連続歩行距離＞<br>□ 20m未満　　□ 20〜100m未満<br>□ 100m〜300m未満　□300m以上<br>補助具　□ 歩行器　□ T杖　□ なし<br>　　　　□ 他[　　　]<br>※最も練習を進めたい補助具にて評価。 | ＜屋内歩行：補助具と自立度＞<br>　　　未実施 全介助 要介助 監視 自立<br>平行棒　□　□　□　□　□<br>歩行器　□　□　□　□　□<br>T字杖　□　□　□　□　□<br>杖なし　□　□　□　□　□<br><br>＜連続歩行距離＞<br>□ 20m未満　　□ 20〜100m未満<br>□ 100m〜300m未満　□300m以上<br>補助具　□ 歩行器　□ T杖　□ なし<br>　　　　□ 他[　　　]<br>※最も練習を進めたい補助具にて評価。 |
| 認知機能 | 見当識(日時) □ 不正解 □ 正解<br>見当識(場所) □ 不正解 □ 正解<br>病識　　　□ なし　□ あり<br>歩行意欲　□ なし　□ あり | | | |
| 備考 | | 備考 | | |

# 4. 大腿骨頸部・転子部骨折

## 表⑮ 最終評価

### ＜BBS＞

| ＜BBS＞ | 0点 | 1点 | 2点 | 3点 | 4点 |
|---|---|---|---|---|---|
| ① 移乗 | 2人介助 | 1人介助 | 要監視 | 手の使用 | 安全 |
| ② 座位保持 | 不能 | 10秒可 | 30秒可 | 要監視 | 2分安全 |
| ③ 立ち上がり | 中～重介助 | 最小介助 | 複数回施行後可 | 手の使用 | 2分なし |
| ④ 立位保持 | 不能 | 複数回施行後30秒可 | 30秒可 | 2分監視 | 2分安全 |
| ⑤ 閉脚立位保持 | 15秒不可 | 閉脚介助15秒可 | 30秒以下 | 1分監視 | 1分安全 |
| ⑥ タンデム立位保持 | 困難 | 脚出し介助15秒可 | 僅かに脚を出ずらし30秒可 | 30秒以下 | 30秒安全 |
| ⑦ 片脚立位保持 | 要介助 | 3秒以下 | 3秒以上 | 5秒以下 | 10秒安全 |
| ⑧ 閉眼立位保持 | 要介助 | 3秒以下 | 3秒可 | 10秒監視 | 10秒安全 |
| ⑨ 左右振り向き | 要介助 | 要監視 | 側方まで | 片側のみ | 両側可 |
| ⑩ 360°回転 | 要介助 | 要監視 | 両側とも4秒以上 | 一側のみ4秒以内 | 4秒以内 |
| ⑪ 床から物を拾う | 要介助 | 拾得困難要監視 | 5cm程度届かない | 要監視 | 安全 |
| ⑫ 前方リーチ | 要介助 | 要監視 | 5cm以上 | 12.5cm以上 | 25cm以上 |
| ⑬ 着座 | 要介助 | しゃがみ込み制御困難 | 下腿後面椅子に押し付け可 | 手を使用 | 手なし |
| ⑭ 段差踏み変え 20c | 要介助 | 最小介助で2回以上 | 整視下で4回可 | 20秒以上 | 支持なし20秒以内 |

合計 ／ 56

### ＜TUG＞
□不可　□可　□杖なし　＿＿秒
□補助具：　□T杖　□Q杖　□他[　]

### ADL
Barthel Index： ＿＿＿/100

| | | | | |
|---|---|---|---|---|
| 食事 | 0 | 5 | 10 | |
| 移乗 | 0 | 5 | 10 | 15 |
| 整容 | 0 | 5 | | |
| トイレ動作 | 0 | 5 | 10 | |
| 入浴 | 0 | 5 | | |
| 移動 | 0 | 5 | 10 | 15 |
| 階段昇降 | 0 | 5 | 10 | |
| 更衣 | 0 | 5 | 10 | |
| 排尿自制 | 0 | 5 | 10 | |
| 排便自制 | 0 | 5 | 10 | |

日常生活自立度（寝たきり度）：＿＿＿

J　ADL自立・屋外活動可　J1：交通機関利用可
　　　　　　　　　　　　J2：近隣なら外出可
A　屋内生活自立　A1：外出は介助
　　　　　　　　A2：日中はほぼ介助
B　屋内生活要介助　B1：W/Cにて食事、排泄はベッド以外
　　　　　　　　　B2：移動要介助
C　ベッド上生活　C1：寝返り可能
　　　　　　　　C2：寝返り要介助

備考

---

## 4 大腿骨頸部・転子部骨折

転帰　＿＿年＿＿月＿＿日　□退院　□施設入所　□転院
評価日　＿＿年＿＿月＿＿日　□退院

**疼痛**
□安静時
□関節運動時(active)
□関節運動時(passive)
□荷重時

**ROM**
股屈曲　右＿＿°　左＿＿°
股伸展
その他制限　□膝　□足

**MMT**
股屈曲　右　左
膝屈曲
膝伸展

＜最大値／体重＞
上肢支持あり　＿＿＿kg/(＿＿kg)
上肢支持なし　＿＿＿kg/(＿＿kg)
荷重率

**ABMS**

| | 禁止 | 全介助・不能 | 部分介助 | 監視 | 自立 |
|---|---|---|---|---|---|
| | 1点 | 2点 | 3点 | 5点 | 6点 |
| 寝返り | □ | □ | □ | □ | □ |
| 起居動作 | □ | □ | □ | □ | □ |
| 坐位保持 | □ | □ | □ | □ | □ |
| 起立 | □ | □ | □ | □ | □ |
| 立位保持 | □ | □ | □ | □ | □ |
| 合計 | | | /30 | | |

**歩行**

＜屋内移動＞

| | 未実施 | 全介助 | 要介助 | 監視 | 自立 |
|---|---|---|---|---|---|
| 平行棒 | □ | □ | □ | □ | □ |
| 歩行器 | □ | □ | □ | □ | □ |
| T字杖 | □ | □ | □ | □ | □ |
| 杖なし | □ | □ | □ | □ | □ |

＜屋内連続歩行可否距離＞　□20m未満　□20～100m未満　□100～300m未満　□300m以上

＜障害物回避動作＞
12.6m台　□困難・要介助　□台を止まってから台を越える
　　　　　　□一度止まってから台を越える
　　　　　　□台を越えることは出来るが、速度を減速し、歩幅を合わせる必要がある
またぐ 又は 踏み越える　□杖などの補助具を使用すればほぼ可能　□ふらつきなく可能(20秒以内)

＜10m歩行＞　□不可　□可　＿＿秒　＿＿歩
　　　　　　□歩行速度を変えることはできるが、最大にすることができる

＜後進歩行(5m)＞　□困難・要介助　□杖などの補助具使用すればほぼ可能　□ふらつきなく可能(20秒以内)

＜頭頸部右回転＞　可能な場合　＿＿秒　＿＿歩
　　　　　□困難・要介助　□可(減速・ふらつきあり)　□可(減速なし)
　　　　　※PTの指示に従って左右方向と前方を向きながら10mラインを歩行する。

＜頭頸部直上回転＞　□困難・要介助　□可(減速・ふらつきあり)　□可(減速なし)
　　　　　※PTの指示に従って前方と下方を向きながら10mラインを歩行する。

＜屋外移動＞□自立度　□自立　□見守り　□自立　□他[　]
手段：　□なし　□T杖　□Q杖　□シルバーカー　□W/C
　　　　　※最も実用性の高い自立に近い補助具を選択する。

＜屋外連続歩行可能距離＞　□20m未満　□20～100m未満　□100～300m未満　□300m以上

# 5 パーキンソン病 表⑯ パーキンソン病リハビリテーション評価票

**評価表記載上の順守事項**

1) 本記入欄が狭いようにしてください。不明確な場合は余白、裏面に詳細を記載してください。
2) 頂項目での測定をお掛けください。
3) 頂部としての運動機能を評価してください。
4) 評価時間帯は投薬から約20時間後の 30から10 30が望ましいです。
5) 初期評価はこの用紙を用いてあれば、診療録には記載しないで結構です。
6) 各測定において、時間は1:100秒まで記載し、距離は0.5cmまで記載してください。
7) 動作評価については、測定前の予備動作を許可します。

| 評価機関 :: | □ 本院 □ 青戸 □ 第三 □ 柏 | 担当PT |
|---|---|---|
| 測定時期 :: | □ 初期 □ 退院時 □ 外来 | 測定日: 年 月 日 測定時間: |
| 評価環境 :: | □ Gym □ Bed side | 他職種介入の有集 :: □ 無 □ OT □ ST |

## 基本情報

| 氏名 [ ] | 性別 [ 男性 ・ 女性 ] 年齢 [ 歳 ] |
|---|---|
| ○既往歴 | □HT □DM □高脂血症 □心疾患 □腎疾患 □呼吸器疾患 |
| | □脳卒中 □末梢動脈疾患 □整形外科疾患( ) □他( ) |
| ○転倒歴 | □無 □有 |

**日付**

| ①発症 | 昭和・平成 年 月 日 発症 |
|---|---|
| ②入院 | 平成 年 月 日 入院 |
| ③PT開始 | 平成 年 月 日 開始 ※過去1年について記載 |

**日内変動**

off症状が生じる時間帯を選択(問診にて複数回答可能)
起床時 朝方 日中 午前 午後 夕方 夜 就寝時 その他( )

## 理学療法評価

| ①筋力 | 握力 (右 kg/左 kg) ※運動は股関節屈曲外転位、肘伸展位にて測定 |
|---|---|
| | 大腿四頭筋(右) □不可 □可(右 N/1回目 ___ N/2回目 ___ ) ※運動は膝関節伸展位、遠隔間節で測定 左下腿長 ___ cm |
| | 大腿四頭筋(左) □不可 □可(左 N/1回目 ___ N/2回目 ___ ) ※遠隔出力係間/屈曲相間、5秒(運動が止まり) 左下腿長 ___ cm |

**②ABMS**

| | 禁止 全介助・不能 | 部分介助 | 監視 | 修正自立 | 完全自立 | 動作時間(2回測定) |
|---|---|---|---|---|---|---|
| 寝返り | □1 | 2 | 3 | 4 | 5 | 6 ⇒ [ ]秒 [ ]秒 |
| 起き上がり | □1 | 2 | 3 | 4 | 5 | 6 ⇒ [ ]秒 [ ]秒 |
| 座位保持 | □1 | 2 | 3 | 4 | 5 | 6 |
| 立ち上がり | □1 | 2 | 3 | 4 | 5 | 6 ⇒ [ ]秒 [ ]秒 |
| 立位保持 | □1 | 2 | 3 | 4 | 5 | 6 |
| 合計 | /30点 | | | | | |

**③歩行**

| 能力 | □不能 □介助 □接触 □監視 □院内自立 □PT室自立 □院内自立 □屋外自立 |
|---|---|
| 歩行補助具 | □無 □T字杖 □四点杖 □歩行器 □四輪歩行器 □シルバーカー □他 |
| 現象 | □すくみ足 □小刻み □前方突進 □すり足 □上肢不動 □他 ※最大の歩行能力にて測定、援助が必要な場合は、複数選択可とする。 |
| 5m最大歩行テスト | □測定不可 □可 時間 [ ]秒 [ ]秒 歩数 [ ]歩 [ ]歩 |
| | 1回目 2回目 |

---

| ④ バランス | FRT | 測定不可 □ 可 □ 1回目 [ cm ] 2回目 [ cm ] ※日本の以長平均cmに准用する。 |
|---|---|---|
| | Four Square Step Test | 測定不可 □ 可 □ 1回目 [ 秒 ] 2回目 [ 秒 ] ※移動順序は1→2→3→4→1→4→3→2→1とする。 ※合図とともに計測を開始し、両足の側地右足で計測を終了とする。 ※歩行補助具は最小限の使用で使用可とする。 歩行補助具の使用 □ 無 □ 有 |

| ⑤ TUG(最大努力) | 測定不可 □ 可 □ 1回目 [ 秒 ] 2回目 [ 秒 ] ※口頭指示は可能な限り速く、前を向いて行ってください。 |
|---|---|

**⑥ 修正版 Hoehn and Yahr 重症度**

| 0 度 | □ パーキンソニズムなし |
|---|---|
| 1 度 | □ 一側性パーキンソニズム |
| 1.5 度 | □ 一側性パーキンソニズムおよび体幹障害 |
| 2 度 | □ 両側性パーキンソニズムだが平衡障害なし |
| 2.5 度 | □ 軽度両側性パーキンソニズムおよび後方突進あるが自力で立ち直れる |
| 3 度 | □ 軽度~中等度両側性パーキンソニズムおよび平衡障害、介助不要 |
| 4 度 | □ 高度パーキンソニズム、歩行は介助なしでなんとか歩行可能 |
| 5 度 | □ 介助なしでは車椅子またはベッドに寝たきり、介助で動ける |

**⑦ UPDRS**

| パートI | パートII on時 / off時 | パートIII | パートIV | 総得点 |
|---|---|---|---|---|
| /16 | /52 /52 | /104 /108 | /23 | /251 |
| | /104 | | | |

**⑧ 備考**

**転帰(退院時):** □ 居宅 □ 施設入所 □ 転院(回復期・他) 行先( )

## 6. 急性心筋梗塞

### 6 急性心筋梗塞　表⑰　心臓リハビリテーション評価票　虚血性心疾患

● 介入　□入院から開始　□外来から開始

● 基礎的情報
氏名　　　　　　　　（カナ　　　　　　　　）
ID　　-　　-　　　性別 M・F
生年月日　西暦　　年　　月　　日　年齢
身長　　　体重
入院日　　　急性増悪日　　　起算日

● 社会的情報
家族　独居・同居（　　　）・サポート（　　　）
家屋環境　戸建て・集合住宅・施設　階段昇降　要・不
社会福祉　介護保険　無・有（要支1・2・要介1・2・3・4・5）
　　　　　身障手帳　無・有（　　　）
職業　無職・休職・有職（　　　）・学生・小児
趣味・活動（　　　）
入院前 ADL　入浴＿更衣＿トイレ＿移乗＿排泄＿食事＿

● 医療機関的情報
PT　　　Dr　　　病棟
主科・循内・心外・血外・小児・他（　　　）

● 医学的情報
診断名

既往症/リスクファクター
□高血圧 □脂質異常症 □糖尿病（BMI>25）□高尿酸血症 □家族歴
□喫煙（現喫・昔喫）□飲酒 □CKD（血清Cr　　　）□SAS □末梢動脈疾患
□脳卒中・脳梗塞 □脳出血 □一過性脳虚血（TIA・AAA・AD）□認知症既往歴
□高齢者（　　　）□腎機能障害（GFR<60）□透析
□他（　　　）
運動習慣　無・有（　　　）
現病歴

既往歴

バイタル　入院前 BP　/　　HR　　SpO2
　　　　　初回外来 BP　/　　HR　　SpO2
画像　CXR CTR　％ Killip　所見（　　　）
　　　他 CT・MRI・核医学 所見（　　　）
心電図 HR　　所見（　　　）
リズムデバイス PM・ICD・CRT 設定（　　　）
血液 Hb　　Cr　　eGFR　　HbA1c
　　　Alb　　TC　　HDL　　LDL　　TG

● 疾患特異的情報
CAG 病変枝 □LAD □LCX □RCA □LMT
75%< LAD#　LCX#　RCA#　LMT#
病変枝数 □LMT + □0vd □1vd □2vd □3vd
PCI primary#　　残枝 無・有（#　）
　　staged#　　残枝 無・有（#　）
　　他所見（　　　）
LVG 所見（　　　）
血液 CK　　CKMB
心エコー EF　　E/A　　Dct
　　　　e'lat　　sep　　LVDd/s　　LAD
　　　　他（　　　）
運動耐容能
○ 心肺運動負荷試験 CPX → Another Sheet
○ 6分間歩行試験　　m ※ ≧65歳 or CPX 困難例

呼吸器 IPPV・NPPV
補助循環 IABP・PCPS・CHD
静注薬 DOA・DOB・NA・PDEIII・Carperitide・他（　　　）

● リスク
虚血（+/-）心機能（+/-）不整脈（+/-）大血管（+/-）

● リハビリ経過

● 退院時要約
退院日　　/　/
転院　自宅退院／施設退院・転院・死亡
　　　終了/中止（理由：
外来　継続・無（理由：
退院時体重値
投薬内容
　□利尿薬　　□ACEI/ARB（　　　）
　□CCB　　　□β遮断薬（　　　）
　□硝酸薬　　□ジギタリス（　　　）
　□その他（　　　）

● 外来情報
外来リハ開始日　　/　/　□外来から開始
外来リハ終了日　　/　/
終了理由　算定期間・他（　　　）

### 6 急性心筋梗塞　表⑱　心臓リハビリテーション評価票　急性心筋梗塞

□ 退院時 / 初回外来 / 1ヶ月　　□ 3ヶ月　　□ 5ヶ月

■ 基本属性
○ 身長　　cm　○ 体重　　kg　下腿長　　cm
■ 筋力
○ 等尺性膝伸展筋力 1st 右　　左　　N　2nd 右　　左　　N
○ 握力 1st 右　　左　　N　2nd 右　　左　　N
■ 運動耐容能
○ 心肺運動負荷試験 CPX → Another Sheet
○ 6分間歩行試験　　m ※ ≧65歳 or CPX 困難例
■ 身体組成
○ InBody 除脂肪量指数 FFMI　　kg/m²　骨格筋指数 SMI　　kg/m²　+ Other Parameter
■ 栄養 ※ ≧65y
○ Mini Nutritional Assessment-Short Form ; MNA-SF → Another Sheet
○ Geriatric Nutritional Risk Index ; GNRI → Another Sheet
■ ADL ※ ≧65y
○ Katz Index → Another Sheet
○ Life-Space Assessment ; LSA → Another Sheet
■ 身体活動量
○ Accelerometer → Another Sheet
■ Frailty ※ ≧65y
○ Clinical Frailty Scale ; CFS → Another Sheet
○ Short Physical Performance Battery ; SPPB → Another Sheet
■ 認知 ※ ≧65y
○ Mini-Mental State Examination ; MMSE → Another Sheet
■ QOL
○ SF-12v2 → Another Sheet

**160　第2章　疾患別評価集**

## 7 廃用症候群　表⓳　廃用症候群評価票

---

### 1.基本情報

①ID：　　　　　　　　②氏名：　　　　　　　　③年齢：　　　④性別：　男・女

⑤身長：　　　cm　⑥体重：　　　kg　⑦入院日：　　年　　月　　日

---

### 2.医学的情報　　　　疾患名（正式名）　　　診断がついた日

①廃用診断の主疾患　：[　　　　　　　]（　　年　　月　　日）

　既往歴・合併症など　[　　　　　　]　[　　　　　　]　[　　　　　　]

②他疾患分類

　　　□腎内　□糖内　□循内　□呼内　□血液・腫瘍　□消内　□総診
　　　□癌　□整形　□外科系　□その他（　　　　　　）

③依頼時の化学データ　（評価日に最も近い日　　　年　　月　　日）

1)CRP（　　）　　2)Alb（　　）　　3)Ddym（　　）　　4)WBC（　　）　　5)Hb（　　）

---

### 3. 入院前活動性　※問診で入院約1ヶ月前の状態を評価

| ①日常生活自立度（寝たきり度） | 本人 | 家族 |
|---|---|---|
| J1：交通機関利用可 | □ | □ |
| J2：近隣なら外出可 | □ | □ |
| A1：外出は介助 | □ | □ |
| A2：日中はほぼ寝たきり | □ | □ |
| B1：W/Cにて食事、排泄はベッド以外 | □ | □ |
| B2：移乗要介助 | □ | □ |
| C1：寝返り可能 | □ | □ |
| C2：寝返り要介助 | □ | □ |

②入院前生活環境　※当てはまるもの全て☑

・経済状況
□介護保険利用　□生活保護

・住宅環境
□施設入所　□アパート　□団地
□マンション　□一軒家　□階段昇降が必須

---

### 4.介入時理学療法評価

①意識レベル（GCS）：

開眼　□4：自発的　□3：呼びかけ　□2：痛み　□1：不可

言語　□5：見当識良好　□4：会話成立見当混乱　□3：発語有会話不可　□2：意味無発声　□1：発語無

運動　□6：従命　□5：痛み反応　□4：指への痛みで四肢反応　□3：痛みで屈曲　□2：痛み伸展　□1：無

②コニュニケーション：□良好　□困難　③疼痛：□無　□有

④ROM：□制限無し　□制限有り（□股関節屈曲90度未満　□膝関節伸展0度不可　□足関節背屈0度未満）

⑤Barthel Index

| | | | |
|---|---|---|---|
| 食事 | □0 | □5（部分介助） | □10（自立） |
| 移乗 | □0 | □5（移乗介助）　□10（軽介助） | □15（自立） |
| 整容 | □0 | | □5（自立） |
| トイレ動作 | □0 | □5（部分介助） | □10（自立） |
| 入浴 | □0 | | □5（自立） |
| 移動 | □0 | □5（移乗介助）　□10（軽介助） | □15（自立） |
| 階段昇降 | □0 | □5（部分介助） | □10（自立） |
| 更衣 | □0 | □5（部分介助） | □10（自立） |
| 排便自制 | □0 | □5（部分介助） | □10（自立） |
| 排尿自制 | □0 | □5（部分介助） | □10（自立）　**合計：　　/100点** |

⑥理由・環境（複数選択可）

□ミトン　□抑制帯　□うーご君　□センサーマット　□お守りセンサー
□認知症　□拒否　□恐怖心　□知的障害　□車イス乗車
□感染症　□隔離　□呼吸器　□酸素　□透析
□嘔吐　□めまい　□脱臼　□疼痛　□肥満
□セデーション　□牽引　□倦怠感　□やる気有り
□点滴　□トロッカー　□経管栄養　□バルーン　□ストーマ
□Dダイマー高値　□バイタル（安静制限）　□血中酸素濃度低値　□心電モニター

※ABMS　1：禁止　2：全介助・不能　3：部分介助　4：監視・口頭　5：修正自立　6：完全自立

| ABMS | 寝返り（　） | 起き上がり（　） | 座位保持（　） | 立ち上がり（　） | 立位（　） |
|---|---|---|---|---|---|
| 握力 | 一回目　臥位（　/　） | 座位（　/　） | | ※座位がとれる場合は座位の | |
| | 二回目　臥位（　/　） | 座位（　/　） | | み測定 | |

# 索 引

## 欧 文

### 数字

3-3-9度方式　14
5 m歩行速度　48, 52, 53
5 m歩行テスト　11, 19, 88, 91
6分間歩行試験（6MWT）　110

### A

Ability for Basic Movement Scale（ABMS）
　10, 16, 66, 88, 91, 127, 131
ACR基準　25
ADL　8, 20
anaerobic threshold（AT）　116

### B

Barthel Index（BI）　11, 20, 66, 70, 126,
　130
Berg Balance Scale（BBS）　67, 74
Body Mass Index（BMI）　126, 129
Brunnstrom Recovery Scale（BRS）　10, 13

### C

cardiopulmonary exercise testing（CPX）
　109, 110, 116
CKD　9

### E

EQ-5D　20
EQ-5D-3L　11

### F

Fast-Track Recovery Program　114
Four Square Step Test（FSST）　89, 93
frailty　115, 125, 128
Functional Ambulation Categories（FAC）　11
Functional Reach Test（FRT）　89, 93

### G

Glasgow Coma Scale（GCS）　10, 14

### H

Hand-held dynamometer（HHD）　30
Hoehn and Yahr重症度分類　88, 90
hospitalization-associated disability（HAD）
　136

### J

Japan Coma Scale（JCS）　14
JOAスコア　29

### M

MDSパーキンソン病臨床診断基準　97
modified Ashworth Scale（MAS）　10, 15

### N

NIHSS　10, 12
Numerical Rating Scale（NRS）　10, 15

### O

on-off現象　83

### P

peak $\dot{V}O_2$　116

### Q

Quick Squat Test（QST）　48, 52

### R

Repetitive Transcranial Magnetic Stimulation
　（rTMS）　24
ROM　30, 32, 49, 54, 146

### T

t-PA　23
Taylor-made Intensive Neurorehabilitation
　24
TIA　4
timed "Up and Go" test（TUG）
　11, 19, 49, 52, 55, 67, 75, 89, 92
total hip arthroplasty（THA）　25, 143
　——評価票　144
　——問診票　143
total knee arthroplasty（TKA）　45, 149
　——機能評価票　151
　——問診票　149

### U

Unified Parkinson's Disease Rating Scale
　（UPDRS）　88, 90

### V

$\dot{V}E$ vs $\dot{V}CO_2$ slope　116
Visual Analog Scale（VAS）　49, 54
△$\dot{V}O_2$/△WR　116

## W

Wearing off 現象　83

# 和文

## あ

握力　89, 94, 109, 111, 127, 132
アルブミン値　129

## い

イギリスパーキンソン病脳バンク診断基準
　97
意識　14
一過性脳虚血発作（TIA）　4
移動能力　9
インプラント　43

## う

運動器不安定症　125
運動耐容能　110
運動麻痺　13
運動療法　117

## え

栄養サポートチーム　134
疫学　101

## お

横断データ　51
起き上がり動作　72

## か

介護　8, 65
　──保険　76
開排法　33
回復期リハビリテーション病棟　134
外来継続率　107
踵引き寄せ距離　30, 146
下肢筋力　109
片脚立位　17
　──機能検査　30
　──保持機能　35
感覚　15
冠危険因子　101
関節可動域（ROM）　30, 32, 49, 54, 146

## き

喫煙　103
基本動作能力（ABMS）　10, 16, 66, 88, 91,
127, 131
急性冠症候群　99
急性期リハビリテーション　106
急性心筋梗塞　99, 159
虚血性心疾患　101, 159
筋緊張　15
筋力　48, 51, 89
　──測定　51
　──トレーニング　113

## く

屈曲筋力測定　51
靴下着脱動作　146
靴下着脱能力　33
靴下着脱方法　30

## け

血液・生化学データ　126
嫌気性代謝閾値　116
健康関連 QOL　20

## こ

高血圧　101
後進歩行　67, 75
更年期　100
抗パーキンソン病薬　83
高齢化　87
高齢者　68, 87, 105, 115
　──の四大骨折　68
股関節外転筋力　30, 34
骨格筋指数（SMI）　113
骨格筋量　113
骨粗鬆症　62, 78
コラーゲン　78

## さ

最高酸素摂取量　116
最終評価　157
座位バランス　11, 17
サルコペニア　111, 125

## し

脂質異常症　101
縦断データ　51
術後経過記録　156
受動喫煙　103
障害高齢者　66
障害物回避歩行　67, 75

職業性ストレス　108
除脂肪量指数（FFMI）　113
心筋梗塞　99, 159
人工関節　57
人工関節置換術　45
人工股関節　40
人工股関節全置換術（THA）　25, 143
　　──評価票　144
　　──問診票　143
人工膝関節全置換術（TKA）　45, 149
　　──機能評価票　151
　　──問診票　149
心疾患リハビリテーション　99
心臓リハビリテーション　99, 105, 107, 114
　　──評価票　159
身体組成　109, 113
伸展筋力測定　51
心肺運動負荷試験（CPX）　109, 110, 116
心不全　115, 117

### す
ストレス　108
スポーツ傷害　79
スポーツ障害　79

### せ
生活自立度　69
生活動作　36
前壁梗塞　104

### そ
早期離床　7
組織プラスミノゲン活性化因子　23

### た
退院調整　87
体脂肪　102
大腿骨近位部骨折　61
大腿骨頚部/転子部骨折診療ガイドライン　77
大腿骨頚部・転子部骨折　154
　　──評価票　154
大腿骨頚部骨折　61, 78
大腿骨転子部骨折　61
大腿四頭筋力　89, 94
立ち上がり動作　72
立ち座りテスト　112

端座位開排法　146

### ち
地域高齢者　135
地域包括ケアシステム　87
地域連携パス　64, 76

### つ
爪切り動作　30, 33

### て
転子部骨折　61
転倒　68, 86
　　──恐怖感　70
　　──状況調査　66

### と
糖質異常症　5
等尺性膝伸展筋力　112
透析　9
疼痛　37, 49, 54
糖尿病　101
独居　105

### に
日常生活自立度　66, 71, 126, 128
日常生活動作（ADL）　8, 20
入院関連機能障害　125, 136
ニューロリハビリテーション　21

### ね
寝たきり　76
　　──度　66, 126

### の
脳梗塞　3, 5, 23
脳出血　3, 5
脳卒中　3, 21, 23, 140
　　──理学療法評価票　140, 142
　　──リハビリテーション評価票　141

### は
パーキンソン病　81, 158
　　──リハビリテーション評価票　158
廃用症候群　119, 160
　　──評価票　160
発症前 ADL　8
反復性経頭蓋磁気刺激　24

### ひ
肥満　102

## ふ

ブリッジ　127, 133
フレイル　115, 125, 128

## へ

閉経　100
米国リウマチ学会基準　25
変形性股関節症　25, 32
変形性膝関節症　45, 59
片麻痺　21
　——回復グレード　10

## ほ

歩行自立度　11, 18
歩行速度　30, 35
歩行能力　73

歩行補助具　49, 55
歩容・外出の満足度　39

## ま

麻痺　23
慢性腎臓病（CKD）　9
満足度　38

## む・も

無症候性脳梗塞　4
問診　31, 36, 37, 38, 39
　——票　48, 50

## り・ろ

立位バランス　11, 17
ロコモティブシンドローム　125

■ 安保　雅博　　リハビリテーション医／博士（医学）

東京慈恵会医科大学リハビリテーション医学講座　主任教授
東京慈恵会医科大学附属病院　副院長
首都大学東京　客員教授
京都府立医科大学　客員教授

所属学会：日本リハビリテーション医学会（副理事長）
　　　　　日本ニューロリハビリテーション学会（副理事長）
　　　　　日本保健科学学会（理事）
　　　　　日本脳卒中学会　ほか多数

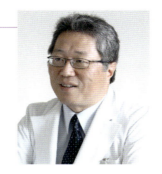

■ 中山　恭秀　　理学療法士／博士（リハビリテーション科学）

東京慈恵会医科大学附属病院リハビリテーション科　技師長
専門理学療法士（基礎・神経・教育）／認定理学療法士（基礎）
非常勤講師　文京学院大学／帝京科学大学
査読委員　理学療法学／理学療法東京／臨床理学療法研究　ほか

所属学会：日本理学療法士学会（日本基礎理学療法学会　運営幹事）
　　　　　日本リハビリテーション医学会
　　　　　日本老年医学会
　　　　　日本リハビリテーション連携科学学会　ほか

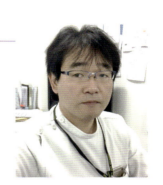

---

臨床データから読み解く理学療法学

2017年5月25日　発行

監修者　安保雅博
編著者　中山恭秀
発行者　小立鉦彦
発行所　株式会社　南江堂
〒113-8410　東京都文京区本郷三丁目42番6号
☎（出版）03-3811-7236　（営業）03-3811-7239
ホームページ　http://www.nankodo.co.jp/
印刷・製本　三報社印刷

Physical Therapy ; A Clinical Data-oriented Approach
Ⓒ Nankodo Co., Ltd., 2017

定価は表紙に表示してあります．
落丁・乱丁の場合はお取り替えいたします．
ご意見・お問い合わせはホームページまでお寄せください．

Printed and Bound in Japan
ISBN978-4-524-25498-9

本書の無断複写を禁じます．
JCOPY〈（社）出版者著作権管理機構　委託出版物〉
本書の無断複写は，著作権法上での例外を除き，禁じられています．複写される場合は，そのつど事前に，（社）出版者著作権管理機構（TEL 03-3513-6969，FAX 03-3513-6979，e-mail: info@jcopy.or.jp）の許諾を得てください．

本書をスキャン，デジタルデータ化するなどの複製を無許諾で行う行為は，著作権法上での限られた例外（「私的使用のための複製」など）を除き禁じられています．大学，病院，企業などにおいて，内部的に業務上使用する目的で上記の行為を行うことは私的使用には該当せず違法です．また私的使用のためであっても，代行業者等の第三者に依頼して上記の行為を行うことは違法です．

## 〈関連図書のご案内〉 ＊詳細は弊社ホームページをご覧下さい《www.nankodo.co.jp》

### 3日間で行う理学療法臨床評価プランニング
中山恭秀 編 　　　　B5判・208頁　定価(本体3,800円＋税)　2013.6.

### 高次脳機能障害対応マニュアル 初回面接から長期支援までのエッセンシャルズ
米本恭三 監修／渡邉 修・橋本圭司 編 　　　　新書判・212頁　定価(本体4,000円＋税)　2008.11.

### すぐできる！リハビリテーション統計 (解析ソフト付) データのみかたから検定・多変量解析まで
山本澄子・谷 浩明 監修 　　　　B5判・142頁　定価(本体3,200円＋税)　2012.10.

### 理学療法士・作業療法士のための できる！ADL練習
山﨑裕司 編 　　　　A4判・152頁　定価(本体3,800円＋税)　2016.6.

### 国立障害者リハビリテーションセンター 社会復帰をめざす高次脳機能障害リハビリテーション
飛松好子・浦上裕子 編 　　　　B5判・318頁　定価(本体4,600円＋税)　2016.11.

### 障害と活動の測定・評価ハンドブック 機能からQOLまで (改訂第2版)
岩谷 力・飛松好子 編 　　　　A4判・274頁　定価(本体5,600円＋税)　2015.11.

### 臨床実習フィールドガイド (改訂第2版)
石川 朗・内山 靖・新田 收 編 　　　　A5判・542頁　定価(本体5,500円＋税)　2014.2.

### 骨折の治療指針とリハビリテーション 具体的プロトコールから基本をマスター
酒井昭典・佐伯 覚 編 　　　　B5判・468頁　定価(本体8,500円＋税)　2017.1.

### リウマチ上肢の治療とリハビリテーション (DVD付)
水関隆也 著 　　　　B5判・128頁　定価(本体8,000円＋税)　2015.10.

### PT・OT国家試験共通問題 頻出キーワード1800
中島雅美・中島喜代彦 編 　　　　B6変判・354頁　定価(本体2,500円＋税)　2013.11.

### PT・OT基礎固め ヒント式トレーニング 臨床医学編
ヒントレ研究所 編 　　　　B5判・480頁　定価(本体3,500円＋税)　2015.3.

### PT・OT基礎固め ヒント式トレーニング 基礎医学編
ヒントレ研究所 編 　　　　B5判・526頁　定価(本体3,500円＋税)　2015.3.

### 転倒予防のための 運動機能向上トレーニングマニュアル
植松光俊・下野俊哉 編 　　　　B5判・122頁　定価(本体2,300円＋税)　2013.5.

### 理学療法士・作業療法士のための ヘルスプロモーション 理論と実践
日本ヘルスプロモーション理学療法学会 編 　　　　B5判・172頁　定価(本体3,200円＋税)　2014.2.

### リハビリテーションスタッフのための 整形外科手術動画集 (DVD付) 一歩進んだ術後リハのために
伊藤恵康 監修／齋藤正史・岩部昌平・宮本 梓 編 　　　　A4判・168頁　定価(本体6,500円＋税)　2016.3.

### 痛みの考えかた しくみ・何を・どう効かす
丸山一男 著 　　　　A5判・366頁　定価(本体3,200円＋税)　2014.5.

### ビジュアル機能解剖 セラピストのための運動学と触診ガイド
福林 徹・鳥居 俊 監訳 　　　　A4判・460頁　定価(本体6,000円＋税)　2014.3.

### ポケットチューター 体表からわかる人体解剖学
大川 淳・秋田恵一 監訳 　　　　新書判・286頁　定価(本体2,700円＋税)　2014.4.

### ブレインブック みえる脳
養老孟司 監訳／内山安男・柚﨑通介 訳 　　　　A4変判・256頁　定価(本体4,000円＋税)　2012.8.

### よくわかる脳の障害とケア 解剖・病態・画像と症状がつながる！
酒井保治郎 監修／小宮桂治 編 　　　　B5判・208頁　定価(本体2,500円＋税)　2013.3.

### 整形外科ガール ケアにいかす解剖・疾患・手術
清水健太郎 著 　　　　AB判・302頁　定価(本体3,200円＋税)　2014.2.

定価は消費税率の変更によって変動いたします。消費税は別途加算されます。